健康輕事典 10　The Manual of Caloric Rank Common Foods

》快瘦食物排行速查 輕圖典

避開致胖因子，減重可以健康又均衡！

減重、瘦身的流行，雖然大多數人是基於美型體態的出發點，然而，這對減少身體負擔及維持個人健康，卻是相當重要的事。減掉過多的體脂肪，對健康是很有幫助的，但是，就怕民眾聽信缺乏根據，卻又不健康的錯誤減重法，導致越是減重，越不健康。

在各式各樣的減重法充斥的現在，其實大部分的人都忽略了減重的第一絕對法則：「少吃會胖的食物！」美食當前的誘惑，對減重固然是種考驗，不是人人都可以永遠杜絕誘惑，但是，如果能夠懂得避開主要的致胖因子，那麼大部分的時候，是可以享受美食又能兼顧健康的。

《快瘦食物排行速查輕圖典》一書，提供了最實用有效的健康飲食瘦身概念，並收錄了近1000項的天然食材與美味外食，書中特別針對食物熱量作排行榜，點出食物中的脂肪含量，讓讀者藉由圖鑑，可以加強對食物熱量高低的印象，並懂得避開脂肪含量過高的食物，自然而然地從飲食中吃出均衡營養與健康體態。

無論需不需要減重，或是在減重的路上，希望本書能夠幫助你快速而健康地享瘦美味人生！

許美雅

台北長庚紀念醫院營養師

著作：《美肌食》
《關鍵時刻吃出美麗》
《營養師的美麗懷孕＆瘦身日記》
《吃對食物不發胖》
《痛風全飲食調養》
《中西醫產婦作月子百科》
《第一次減重就成功：兒童版》

許美雅

台北長庚紀念醫院營養師

全書審訂、天然蔬果區熱量計算

◎中華民國專技高考合格營養師
◎台北市糖尿病照護網合格營養師
◎台北市心血管照護網合格營養師
◎中華民國糖尿病衛教學會合格營養衛教師

（以下依姓氏筆畫排列）

林鈺珊

台北長庚紀念醫院營養師

天然肉類、蛋奶豆油脂調味料區熱量計算

◎中華民國專技高考合格營養師
◎台北市糖尿病照護網合格營養師
◎台北市心血管照護網合格營養師
◎中華民國糖尿病衛教學會合格營養衛教師

曹雅姿

林口長庚紀念醫院營養師

天然海鮮、小吃、飲料甜品類熱量計算

◎消基會衛生保健委員
◎台灣乳房重建協會營養顧問
◎保健與疾病營養諮詢
◎糖尿病共同照護網營養諮詢

章曉翠

林口長庚紀念醫院營養師

外食區中式餐廳、早餐類熱量計算

◎中華民國專技高考合格營養師
◎中華民國糖尿病衛教學會合格營養衛教師
◎臨床營養、健診營養諮詢、癌症中心營養諮詢門診

謝宜珊

林口長庚紀念醫院營養師

天然全穀雜糧區、外食區中式麵食快餐類、異國料理、西式糕點熱量計算

◎中華民國專技高考合格營養師
◎中華民國營養學會營養師
◎桃園縣營養師公會
◎CKD專科營養師訓練
◎血液透析專科營養師訓練
◎餐飲業HACCP實務訓練
◎圓山空廚營養師
◎中餐烹調技術士

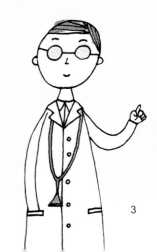

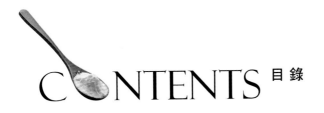

CONTENTS 目錄

PART 1

減重的絕對法則：
少吃會胖的！

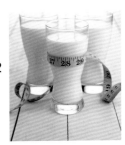

生活小測驗：抓出我的致胖因子　10

肥胖有害健康，要怎樣才算肥胖？　12

這樣吃，難怪熱量降不了！　14

10大常見無效減肥法！　16

極傷身！減肥過快**6**大症狀　18

PART 2

天然肉類海鮮區熱量排行榜

肉類瘦肥不一，選對部位去油膩！　22

海鮮營養高，瘦身最佳好夥伴！　24

● 牛肉類排行 26
● 牛肉的美味地圖 28
● 豬肉類排行 30
● 豬肉的美味地圖 32
● 雞肉類排行 34
● 雞肉的美味地圖 35
● 羊肉類排行 36
● 其他肉類排行 37
● 羊肉的美味地圖 38
● 海水魚類排行 40
● 淡水魚類排行 44
● 蝦蟹貝類排行 45
● 其他海產類排行 48

PART 3 天然蔬果區熱量排行榜

蔬菜烹調選低脂，瘦得健康有活力！ 52
水果營養差異大，要挑低卡才會瘦！ 56

● 葉菜類排行 58
● 瓜類排行 61
● 菇蕈類排行 62
● 蔬菜根莖類排行 63
● 辛香類排行 64
● 花果芽菜類排行 66
● 溫帶水果類排行 68
● 亞熱帶水果類排行 71
● 熱帶水果類排行 74

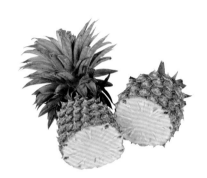

PART 4 天然全穀雜糧區熱量排行榜

全穀雜糧熱量高，高纖低卡是關鍵！ 78
全穀雜糧怎麼吃？低脂攝取有巧妙！ 80

● 米穀飯類排行 82
● 根莖澱粉類排行 84
● 雜糧類排行 86
● 雜糧粗製類排行 88
● 米麵條類排行 90

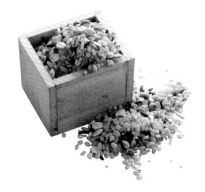

PART 5 蛋奶豆、油脂、調味料區熱量排行榜

蛋奶豆很重要，聰明攝取甩油脂！　94
油脂類懂得吃，抓住祕訣不怕胖！　96
調味料提味妙，避開陷阱有方法！　100

- 奶類排行.........................102
- 蛋類排行.........................104
- 豆類排行.........................105
- 油脂類排行 106
- 堅果類排行 108
- 調味粉類排行.................110
- 調味醬類排行.................112
- 蜜糖類排行 115

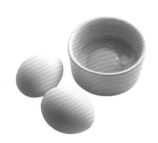

PART 6 外食區熱量排行榜

外食地雷多，怎麼吃最安全？　118
中式餐宴皆美食，享瘦低脂有技巧！　120
外食族一天三餐，低脂攻略教戰！　122
西餐午茶多變化，陷阱千萬要注意！　124

- 中式麵館主食類排行.................126
- 中式麵館附餐類排行.................130
- 中式快餐便當類排行.................132

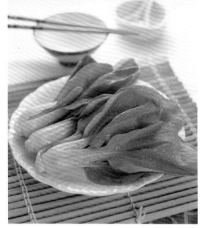

● 中式餐廳熱炒類排行 135

● 中式清蒸冷盤類排行 139

● 中式餐廳燒燴類排行 142

● 中式餐廳煎烤炸類排行 146

● 中式餐廳湯品類排行 149

● 中式加工火鍋料類排行 151

● 義式料理類排行 154

● 日式料理類排行 157

● 美式速食類排行 160

● 傳統早餐類排行 163

● 新式早餐類排行 166

● 特色小吃類排行 170

● 麵攤小吃類排行 172

● 零嘴小吃類排行 176

● 西點麵包類排行 179

● 西點蛋糕類排行 181

● 特調茶飲類排行 183

● 蔬果汁類排行 186

● 甜品・調飲類排行 188

● 咖啡類排行 191

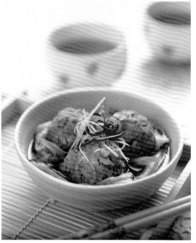

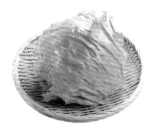

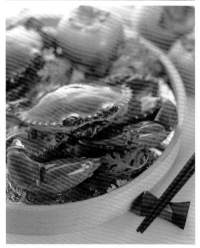

PART 1

減重的絕對法則
少吃會胖的！

自認為對飲食已經很注意，為什麼還是胖得比別人多？

來看看一般人最容易犯的毛病吧！

如果你在飲食上做錯越多努力，當然胖越多！

10　生活小測驗：抓出我的致胖因子

12　肥胖有害健康，要怎樣才算肥胖？

14　這樣吃，難怪熱量降不了！

16　**10大常見無效減肥法！**

18　極傷身！減肥過快6大症狀

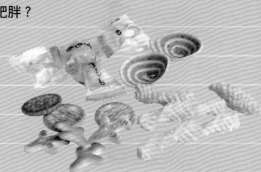

The
Absolute Law Of
Getting Slim

生活小測驗：
抓出我的致胖因子

請參考下列的項目，試著檢視自己的日常習慣和飲食狀況，抓出飲食習慣的致胖因子，破除錯誤的減肥迷思！

檢視飲食習慣中的發胖因子

□ 很怕胖，所以午餐常只吃麵包或麵類等單一料理。

□ 喝咖啡或紅茶時一定會加奶精。

□ 吃麵包一定會塗奶油。

□ 常喝優酪乳或吃優格，幾乎天天或餐餐吃。

□ 常不吃早餐。

□ 習慣加很多美乃滋。

□ 肉類不管是肥是瘦或雞皮，一點都不剩地乖乖吃下去。

□ 喜歡吃油炸物。

□ 常吃宵夜或是很晚才吃晚餐。

□ 常常無法拒絕餐會的邀約。

□ 吃東西的速度很快。

□ 喜歡吃紅肉，勝過吃魚。

□ 討厭吃蔬菜。

□ 怕胖，所以來不及吃飯時乾脆只喝罐裝咖啡或飲料。

□ 別人給的零食或點心總是不好意思拒絕。

□ 沒時間運動。

□ 超愛吃甜點。

□ 怕胖，用水果代替正餐。

□ 電梯先生或電梯小姐（完全不想多走點路）。

□ 假日總在家裡補眠。

□ 常需要喝酒應酬。

□ 喜歡吃酥酥脆脆的食物。

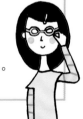

瘦身飲食的5個致胖大誤解

Q1： 只要喝百分之百的果汁和運動飲料就不會胖？

A1： 有些人聽說一般飲料都有糖，熱量不低，心想為了健康，乾脆喝百分之百的純果汁或運動飲料好了，其實現榨果汁的糖分也很高，除了水果本身的糖分以外，市售現榨果汁多半還會再加砂糖，運動飲料也含糖，而且液態的熱量會比固態更容易吸收，如果經常喝，當然瘦不了。

Q2： 只要吃進的總熱量減少，零食可取代主食？

A2： 這種想法只能算一廂情願，實際上行不通，因為主食和零食的營養素不同，營養也不均衡，零食因為膳食纖維少通常消化快，更快感到飢餓。

Q3： 減肥期間能不能同時吃醣類和脂肪？

A3： 主張在同一餐裡不要同時吃主食與肉類，例如吃白米飯就不要吃扣肉，漢堡和炸雞只能選一種來吃，不過實際上會影響體重的是吃進體內的總熱量，刻意錯開吃進去的時間，對減重沒有幫助。

Q4： 只有水果能放心吃，不必擔心怕胖？

A4： 水果有很多維生素和膳食纖維，有益健康，又能美容養顏，很多女生都會以為水果多吃一點也沒關係，其實水果同時也有糖分，容易一不小心就攝取過量，當身體消耗不掉時也會轉變成脂肪囤積起來。

Q5： 只要是低脂食品就沒關係？

A5： 有些人只要看到食品標榜低脂就放心吃，不過低脂肪不代表低熱量，低脂點心、飲料或零食為了美味，有時會用糖代替。即便熱量真的比普通的低一些，一般人也容易因為是「低脂」就鬆懈，例如A牌低脂巧克力熱量比正常的低10%，一般人心態可能以為低40%，結果多吃了2顆，吃進的熱量反而還更多。

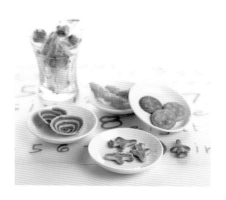

肥胖有害健康，
怎樣才算是肥胖？

關心體重和體脂肪，對個人健康管理來說是件好事，尤其是近20年來研究發現，許多癌症、疾病都與「脂肪攝取量增加」關係密切。

肥胖對身體的影響

高熱量、高飽和脂肪的飲食方式，不僅會造成外在美受影響的肥胖問題，更需要重視的是「健康」問題。一般來說，肥胖者比較容易罹患氣喘、呼吸困難、睡眠呼吸中止、易產生脂肪肝，也會提高某些特定疾病的風險，例如：高血壓、糖尿病、腦血管疾病、心臟病、高脂血症、關節炎、不孕症及癌症等。

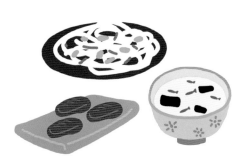

例如近幾年癌症成長人數最快速的大腸直腸癌，發生原因與高熱量、高脂飲食、缺乏運動至為相關，其他像肺癌、膽囊癌、乳癌、子宮內膜癌、治癒率低的胰臟癌，也都可能因高量飽和脂肪、高熱量、肉類及膽固醇飲食而增加罹患率。

常見肥胖指標

要判斷個人是否屬於肥胖，光是在意體重計上的數字還不夠，應該連BMI（身體質量指數）和體脂肪也考慮進去，才是真正做好健康管理。

1. 腰圍：判斷肥胖與否，最簡單的方法是看腰圍，可以粗估腹部脂肪堆積情況，腰圍的大小與腹腔內脂肪成正向關係。腰圍的測量有一定

的標準，受測者站立，雙腳張開約25～30公分，讓體重平均分攤於雙足，測量點在最後一根肋骨下緣與腸骨脊的正中水平線。男性腰圍超過90公分（35.4吋），女性腰圍超過80公分（31.5吋）就算肥胖。

2. BMI：BMI也可用來評估全身的脂肪量，據衛生署公告，國人理想體重應該是BMI為18.5～23.9（約22±10%）。BMI超過24就屬過重，超過27就是肥胖。

3. 體脂肪：體脂肪率（body fat percentage）是指脂肪在人體中所占的百分比，可以用體脂肪計測量，男性體脂肪率約在15～25%之間為正常，女性約在20～30%之間，通常年齡愈大體脂肪率會較高。成年男性體脂肪率超過25%、女性超過30%，就達到醫學上所謂的「肥胖」。目前市售體脂肪計的敏感度不盡相同，有的還可測出內臟脂肪、骨密度測量。至於血脂肪，是指三酸甘油脂，必須透過抽血檢驗才能得到數據。

◎判定肥胖看數字，健康有範圍

類別	BMI	體脂肪	腰圍
男性	・BMI≧24 過重 ・BMI≧27 肥胖	＞25%	＞90公分
女性	・BMI≧24 過重 ・BMI≧27 肥胖	＞30%	＞80公分

BMI是什麼？

BMI即身體質量指數（Body Mass Index）的縮寫，體重除以身高（公尺）的平方值，是評斷肥胖程度的指標之一，例如amy體重58公斤，身高162公分，則BMI＝58÷（1.62×1.62），約等於22.1，屬於標準體重。

◎BMI可以告訴你，健康是否有問題

定義	BMI身體質量指數	健康狀態
過輕	小於18.5	可能引致免疫力不佳
正常	18.5～24	正常狀態
過重	24.0～27.0	低危險群，可能因潛伏性因素誘發疾病
輕度肥胖	27.0～30.0	中危險群，罹患特定疾病的風險增加
中度肥胖	30.0～35.0	高危險群，尤其是心臟病、高血壓、糖尿病、高血脂症等症
重度肥胖	大於35	

這樣吃，難怪熱量降不了！

有些食物的脂肪含量本來就比較高，有些則是經過烹調之後，讓熱量爆增，要控制飲食脂肪攝取，首先要了解讓食物熱量居高不下的原因。

隱形脂肪與顯形脂肪

原來飲食中的脂肪來源還有隱形和顯形的差別，難怪不吃肉也瘦不了！

顯形脂肪

顧名思義就是容易被看見及分辨，像是動物性油脂，含高量飽和脂肪酸，或是肉類外皮及脂肪，比較方便去除或控制用量與食量的油脂，例如：

- **肉類：**肥肉、培根、雞皮、鴨皮、豬皮、魚皮等。

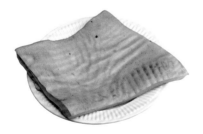

- **脂肪類：**奶油、牛油、豬油、沙拉油、麻油、瑪琪琳、烤酥油等。

隱形脂肪

無法辨識或不容易被看見、容易被忽略，也不方便從食物中去除的油脂，常見於各種生鮮食品與加工食品中，例如：

- **點心類：**酥皮點心、甜甜圈、綠豆糕、蛋糕、蛋塔、月餅、沙其瑪、燒餅等。

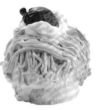

- **油脂醬料類：**美乃滋、沙拉醬、奶精、花生醬、芝麻醬等。
- **豆類：**油豆腐、麵筋泡等。
- **魚肉蛋類：**香腸、蛋黃、魚卵等。
- **奶類：**全脂乳品、冰淇淋、乳酪等。

- **核果類：**芝麻、腰果、核桃、綜合堅果等。
- **其他：**像是油炸類食品、蔥油餅、巧克力等。

就差了19倍；而清蒸蝦與炸蝦的脂肪含量，也差了16倍！好食物人人都愛，但是如果總挑含油脂量高的食物吃，也難怪瘦不下來。

烹調方法會加「油」！

大家可能都知道食物經過油炸，本來就會變得比較油，但是你知道有多油嗎？你絕對想不到脂肪含量的改變幅度是如此地超乎想像！以鱈魚為例，用炸的和用蒸的脂肪含量，竟然

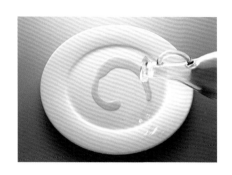

◎不同的烹調方式，會讓熱量差很大

品項	不同烹調方式的脂肪量（克）		
鱈魚（100克）	蒸 0.59	煎 0.82	炸 11.3
蝦（12隻大）	生 1.5	蒸 0.7	炸（裹麵包屑）11.3
牛肉（100克）	燉 12.9	烤 10.6	煎 15.4
雞胸肉（100克）	生 9.3	帶皮、煮熟 7.85	帶皮、炸 13.29

※資料來源：財團法人台灣癌症基金會

為什麼食物的熱量跟脂肪有關？

天天算熱量，算得煞有其事，問題是，你知道食物的熱量是怎麼來的嗎？

因為每克脂肪可以產生9大卡熱量，每克蛋白質、醣類產生的熱量均為4大卡，每克的酒精產生的熱量為7大卡，所以食物的熱量就等於脂肪、醣類、蛋白質與酒精所產生的熱量的總和。

例如每100克的豬肝含脂肪2.9克、醣類（碳水化合物）2克、蛋白質21.7克，則100克豬肝的熱量等於：

$$2.9 \times 9 + 2 \times 4 + 21.7 \times 4 = 120.9 大卡$$

10大常見的 無效減肥法！

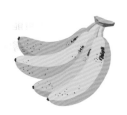

減肥方法層出不窮，但是失敗的也不少，到底各種飲食減重法為何行不通？要怎樣做才正確呢？

常見錯誤飲食減肥法

1. **單一食物減肥法**：短期內只吃單一種類的食物，例如香蕉減肥法、三日蘋果餐、鳳梨餐、乳酪餐，雖然不限量，但營養不均衡，容易餓、膩。此外，香蕉熱量也不低，又含礦物質鉀，腎臟功能不佳的人更不宜多吃。

2. **斷食、節食減肥法**：屬於快速、極端的方法，不易持久，且可能引發脂肪肝炎。

3. **減少一餐減肥法**：容易因為過度飢餓，讓下一餐吃太多。

4. **減肥藥**：有些含安非他命、利尿劑，雖然會抑制食慾，但長期或大量服用可能會上癮、失眠、易怒、暴力傾向，或引起糖尿病、腎臟病等副作用，風險很大，不可不慎！

5. **瀉藥減肥法**：容易引起貧血及腸胃疾病，若停止服用，體重則回升。

6. **吃肉減肥法**：只吃肉類等高蛋白食物，不吃澱粉，容易營養不均衡、高脂、引發呼吸急促、嘔吐、意識不清等酮酸中毒症狀，導致其他健康疾病。

7. **高纖減肥法**：只吃高纖維的食物，

例如水果、蔬菜、穀物，幾乎不吃油脂，副作用可能較低，例如脹氣、消化不良、皮膚粗糙，另外纖維質超過每天30克，也可能影響礦物質吸收利用。

8. **特殊液態飲食法**：只吃豆粉或低脂高蛋白質粉，副作用可能有新陳代謝失調、過敏、影響肌肉組織，對重度肥胖者無效。

9. **低GI減肥法**：攝取後會立即使血糖上升的稱為高GI（升糖指數）食品，反之稱為低GI食品。原理是食用低GI食品減緩胰島素分泌速度，讓體脂肪不易產生，不過許多食物GI值雖低，熱量卻不低，用這個方法減重，難度比較高。

10. **南灘減肥法**：也稱胰島素減肥法，分3階段進行，基本上接近吃肉減肥法與低熱量均衡飲食法（每天少吃300～500大卡熱量），雖然可在短期（1個多月）瘦身，但有鈣質流失和營養不均等問題，需要搭配運動效果才明顯。

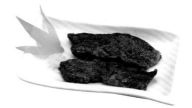

沒有脂肪也不行啊！

攝取過多脂肪，人體消耗不完便會將這些過多的熱量，轉換成脂肪組織，導致肥胖問題。但是，並非所有脂肪都不利健康，人體也不能沒有脂肪。

脂肪是人體熱量的主要來源，1克可產生9大卡熱量，幫助脂溶性維生素A、D、E、K吸收與利用，維持皮膚與身體健康、調節血壓。此外，脂肪也是構成細胞膜及女性荷爾蒙的原料之一，脂肪組織具有固定內臟、隔絕及保護器官免於受傷的作用。如果脂肪攝取不足，最明顯的變化是皮膚變粗糙、乾燥，頭髮失去光澤，容易便祕；人體長期缺乏必須脂肪酸，會導致身材瘦小、生長遲緩，影響生育能力及皮膚、腎臟、肝臟等功能。

一般來說，比較理想的飲食脂肪攝取量，最好占每日飲食熱量的20～30%，以每日需要熱量為2000大卡的成年人來說，每天所需的脂肪量就是40～60克。找出符合自己的熱量建議，就能知道每天的脂肪攝取量應該控制在多少，尤其是需要減脂又不愛動的人更要注意。

極傷身！
減肥過快6大症狀

人人都想要在最快的時間內，瘦到自己想要的體重。如果使用了不正確的減重方法，又急功躁進，對健康可是有大大的不良影響。

每週不超過0.5～1公斤，是最好的減重速度。減重速度太快，產生了不良影響，往往會傷害身體的健康，導致必須再花更多的力氣、時間與金錢，去彌補這些健康影響帶來的後遺症，根本就是得不償失！

減重過快的6大症狀

注意以下最常見的6大症狀，一旦在減肥的過程中產生其中任一種，代表你的減重速度過快，應盡快尋求專業營養師與醫師的幫助，才能讓自己苗條、健康、不復胖！

症狀1　膚質變差、易掉髮

營養素攝取不足且不均衡，以至於身體缺乏營養素、內分泌系統失衡，

皮膚因而變得粗糙、容易長痘痘，或是容易掉頭髮等情形。

症狀2　體力、抵抗力變差

身體的免疫系統缺乏足夠的營養素以維持運作，便容易產生體力、抵抗力變差的情況。

症狀3　基礎代謝率降低

基礎代謝率是人體維持基本生命現象（例如：心跳、呼吸、腸胃蠕動

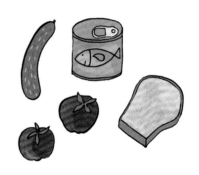

等）所需的消耗熱量，如果減重貪快，節食的攝取熱量過低，身體為了維持正常的生理運作，會開始降低基礎代謝率。

一旦基礎代謝率下降，便容易復胖。快速瘦下來之後，代謝率降低了，身體基本熱量的消耗也相對減少。一旦恢復正常熱量的攝取，等於是吃進多於身體所需的熱量，就開始復胖了！

症狀4　器官功能失調

減重過度激烈快速，身體甚至難以維持基本運作的平衡，便會造成器官功能的失調。若是加上長期反覆減重，腸胃功能便首當其衝，最常發生的狀況是腸胃消化不良，嚴重的甚至會引發各種腸胃疾病，甚至是影響到肝、腎功能。

症狀5　情緒反應大，易怒或憂鬱

缺乏修護神經系統的營養維生素，例如鉀、B群等，使得神經系統得不到正常運作、代謝的營養來源，內分泌系統失調而容易發生情緒起伏大、憂鬱、脾氣暴躁等情緒反應。

症狀6　女性月經失調

女性的體重若是快速下降，身體最明顯的反應就是月經失調。內分泌系統失衡導致月經不規律，甚至停經的狀況發生，情緒、皮膚變差的狀況會更為嚴重。

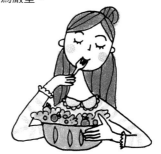

運動減重的祕密！

說到底，要安全而有效地減肥，熱量消耗一定要超過攝取量，並廣泛均衡地攝取六大類營養。懂得循序漸進，分階段進行，每達成一個階段，會更有信心挑戰下一個目標。

如果再加上運動，可以消耗更多熱量，同時鍛鍊曲線。女性不必擔心身材變粗壯，因為女性荷爾蒙的作用，一般的運動並不會讓女生變成肌肉女。

運動消耗的熱量也許不算很多，但是運動可以提升人體的代謝率，例如跑步20分鐘，接下來的6～8小時會繼續以每小時20～30卡的速度消耗卡路里，這樣豈不是很划算！

PART 2

天然肉類海鮮區
熱量排行榜

肉類海鮮可以是說最受歡迎的食物了，
但是一不小心也會因此吃進大量的動物性脂肪，
想要悄悄吃到瘦，排行榜從低→高，
挑對了就不怕胖！

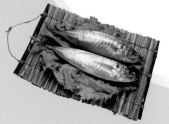

22　肉類瘦肥不一，選對部位去油膩！

24　海鮮營養高，瘦身最佳好夥伴！

26　牛肉類排行

28　牛肉的美味地圖

30　豬肉類排行

32　豬肉的美味地圖

34　雞肉類排行

35　雞肉的美味地圖

36　羊肉類排行

37　其他肉類排行

38　羊肉的美味地圖

40　海水魚類排行

44　淡水魚類排行

45　蝦蟹貝類排行

48　其他海產類排行

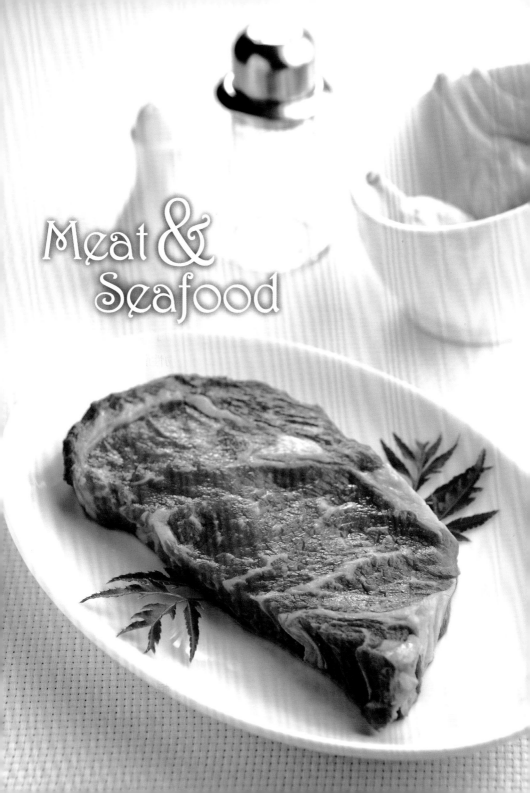

Meat &
Seafood

肉類瘦肥不一，
選對部位去油膩！

肉類包括畜肉及禽肉等，只要懂得減油去脂，好好把握飲食小祕訣，可以吃得健康又開心！

選對部位為減脂第一步

- 多吃白肉，少吃紅肉：所謂的白肉泛指禽肉（雞、鴨、鵝）、田雞、魚肉、蝦蟹、牡蠣、蛤蜊等，肉質較細，脂肪含量較低；紅肉包括畜肉（豬、牛、羊）及較不常見的鴕鳥肉、鹿肉、兔肉等，脂肪含量較高。減少食用紅肉的機會，改吃白肉或豆類的，理論上可以減少脂肪攝取量。不過這也只是大概的原則，有些帶皮的白肉熱量可能還比紅肉瘦肉組織的熱量高一些。

- 用肉質相近的低脂食物替代：例如想燉紅燒牛肉，用牛腱肉代替牛腩，雖然口感不一樣，但是熱量和脂肪都少許多，或是二者都用，但比例以牛腱多。或是用豬後腿瘦肉代替五花肉做白切肉。

◎換掉高脂肉類，健康瘦身很容易

高脂食材（100克）	可取代的低脂食材（100克）	相差脂肪量（公克）
牛腩	牛腱	25.7
牛小排	牛腿肉	32.5
丁骨牛排	沙朗牛排	5
五花肉	豬後腿瘦肉	33.9
豬大里肌	雞胸肉	9.3
雞三節翅1隻（80克）	棒棒腿	8.8

※資料來源：財團法人台灣癌症基金會

- **少買已調味肉品**：已經調製入味的肉品料理起來的確快速方便，但是其中醃料的比例已無法調整，糖、油脂、醋或醬料都可能太多，增加無謂的熱量。盡量不要購買已調味的肉品，因為其中可能飽含大量具致胖陷阱的糖及油脂等調味料，應自行調理為宜。

- **少用絞肉及加工肉類**：絞肉和魚餃、蝦餃、貢丸等加工肉品多半有加肥肉，所以脂肪含量和熱量會比較高，盡量少用，或是自己買瘦肉回來用料理機做絞肉，如果能以豆腐或荸薺等低脂的食材來增加飽足感更好。

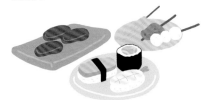

料理前的甩油法

- **去除脂肪**：在料理前去除外皮、肥肉等脂肪，是很重要的動作，而且也很有效，能避免油脂在烹煮時溶入肉或湯汁中。不妨在廚房準備專用的剪刀，用來去除肉類的脂肪，會比刀子操作更方便，例如豬大里肌邊緣的肥肉，用剪刀很容易就能去除。

- **切肉大小有學問**：將肉切成薄片狀、細絲或丁狀，看起來的份量會比單一大塊肉更多，視覺上可以減少用肉量，吃進的脂肪相對減少。

- **少用裹粉**：不管是肉類或是何種食材，只要裹了粉再油炸，熱量幾乎都會多兩倍，如果不能用其他方式料理，盡量只沾薄薄的太白粉或蛋液就好。

肉類主要營養價值

肉類含蛋白質、維生素、礦物質、纖維質與脂肪，是人體重要的良性蛋白質來源，蛋白質為人體組織修補及製造血液與肌肉、荷爾蒙不可或缺的原料之一，尤其是成長中的兒童、青少年更需要。

不過，肉類的飽和脂肪酸含量較多，攝取時也應該注意脂肪的攝取量。此外，肉類中的維生素B1、B2、維生素A及礦物質鐵、鈣、鎂，也是有益人體的營養素。

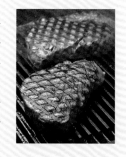

海鮮營養高，瘦身最佳好夥伴！

海鮮的熱量和脂肪，普遍比肉類低，算是減肥一族的好朋友，只要在烹調手法上多留意，不妨經常攝取。

一般人總認為海鮮屬於膽固醇高的食物，不太敢多碰，其實海鮮裡的蝦、蟹，膽固醇含量與精瘦紅肉、去皮家禽肉也差不多，所以只要避開膽固醇集中的頭部及卵黃，海鮮並不像想像中的可怕。

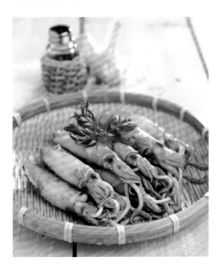

慎選低脂海鮮當食材

海鮮大部分屬於低脂肉類，只要避開部分高脂食材例如深海魚肚、秋刀魚、鱈魚、加工魚丸類，大致安全。此外，盡量不要選購經過調味或醃製的冷凍魚，以免調味醬汁中已含大量糖及油脂，增加額外的熱量。

減少脂肪的烹調技巧

- 巧用香料增添風味：多用天然、新鮮的香料食物例如：迷迭香、九層塔、蔥、薑、蒜、青蒜、辣椒、香菜、洋蔥等去除海鮮的腥味，減少油炸機率。
- 盡量用低油方式烹調：儘管海鮮種類繁很多，料理方式也很豐富，但建議採用清蒸、燒烤、清燉甚或

生食、涼拌等方式，少用油炸、紅燒、奶油焗烤等料理，以降低脂肪攝取。

- 減少油、裹粉、糖醋等用量：油脂較多的海鮮例如秋刀魚，盡量利用本身的油脂燒烤，不需再另外加油。糖醋海鮮雖然美味，但是糖、醋也含熱量，需要減重時暫時少用糖醋。此外，與肉類一樣，盡量減少裹粉油炸海鮮的機率。

- 搭配中藥材料理：味道重的海鮮，不妨用少量的中藥材例如：枸杞、人參、當歸等搭配，增添風味，減少油脂與調味醬的使用。

- 盡量選擇新鮮的海鮮：越新鮮的海鮮越不會有怪味，自然也不需要太

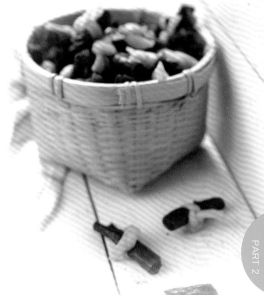

多料理，甚至可以直接生食，或是稍微烤過，淋點新鮮的檸檬汁或蘿蔔泥，簡單吃出原味。

海鮮類主要營養價值

　　海鮮包括魚類、蝦類、蟹類、螺貝類、頭足類（章魚、魷魚、烏賊）與其他海鮮，最著名的明星營養成分就是魚類中的DHA、EPA，對腦部健康、幼兒腦部發育及預防心血管疾病都有益。海鮮中的花枝含牛磺酸，也具有降低膽固醇的作用。

　　此外海鮮也是很好的蛋白質來源，並含維生素D及鈣、鐵、鋅等礦物質，能改善貧血、促進骨骼、牙齒、皮膚及眼睛健康。

　　魚類除了海水魚與淡水魚之分以外，也有白肉魚及紅肉魚之分，差別主要是白肉魚（例如比目魚、鯛魚、鱈魚等）含鐵量較少，紅肉魚（鮪魚、鮭魚、沙丁魚、青花魚、金槍魚等）含鐵量較高、並含有益心臟健康的不飽和脂肪酸。一般來說，紅肉魚的營養價值比較高。

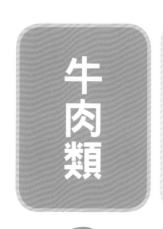

牛肉類

牛百頁（毛肚）

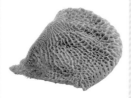

脂肪**3.7**g
100g約**1/2**碗

85
Kcal

牛心

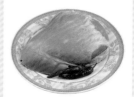

脂肪**3.9**g
100g約**1/2**碗

112
Kcal

牛腱（後腱）

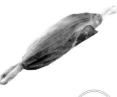

脂肪**4**g
100g約**1/2**碗

123
Kcal

牛肝

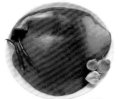

脂肪**3.6**g
100g約**1/2**碗

135
Kcal

肩里肌肉

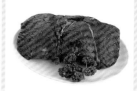

脂肪**6**g
100g約**1/2**碗

144
Kcal

牛臀肉

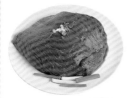

脂肪**7.2**g
100g約**1/2**碗

153
Kcal

牛腿肉

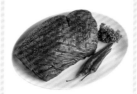

脂肪**8.2**g
100g約**1/2**碗

165
Kcal

牛舌

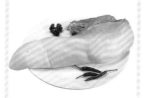

脂肪**16**g
100g約**1/2**碗

224
Kcal

第**9**名
下腰肉（紐約客）

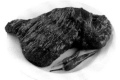

脂肪**15.5**g
100g約**1/2**碗

228 Kcal

第**10**名
牛肩肉

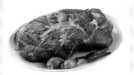

脂肪**18**g
100g約**1/2**碗

244 Kcal

第**11**名
腰內肉（菲力）

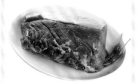

脂肪**18.2**g
100g約**1/2**碗

247 Kcal

第**12**名
牛前腿股肉（前腱）

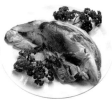

脂肪**19**g
100g約**1**碗

248 Kcal

第**13**名
牛肋條

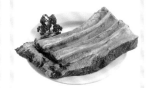

脂肪**19.06**g
100g約**1**碗

254 Kcal

第**14**名
肋眼（沙朗）

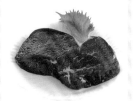

脂肪**22**g
100g約**1/2**碗

274 Kcal

第**15**名
牛尾巴

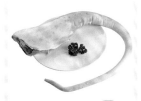

脂肪**26.8**g
100g約**1**碗

308 Kcal

第**16**名
牛腩

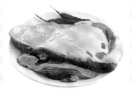

脂肪**29.7**g
100g約**1**碗

331 Kcal

第**17**名
無骨牛小排

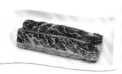

脂肪**36.2**g
100g約**3/4**碗

388 Kcal

牛肉的美味地圖

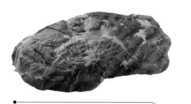

肩里肌：肉質嫩，適合做
牛排、燒烤或火鍋。

肩肉：此部位常運動，
筋多、肉質結實。

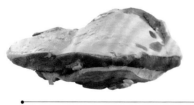

牛腩：可用作燉牛肉、
牛肉煲。

肩里肌

牛舌

肩肉

前腱

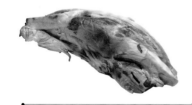

前腱：含膠質多、帶
筋、嚼感十足，適宜長
時間燉滷。

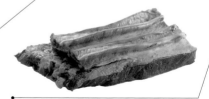

牛肋條：牛肋條又稱條肉，稍帶
筋，最適合做清燉或紅燒。

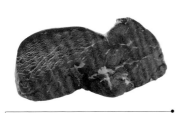

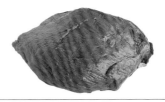

肋眼（沙朗）：肉質細嫩度僅
次於菲力，因脂肪含量較菲力
高，吃起來較不乾澀。

牛臀肉：臀肉和腿肉脂肪含量
少，口感較澀，適合做成炒肉
片或平價牛排。

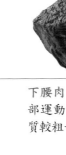

下腰肉（紐約克）：因牛下腰
部運動量較菲力、沙朗多，肉
質較粗一點，咬勁夠。

紐約克
（下腰肉）　牛臀　　牛尾

菲力
（腰內肉）　牛腿肉

後腱

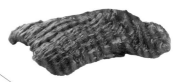

牛腿肉：臀肉和腿肉脂肪含量
少，口感較澀，適合做成炒肉
片或平價牛排。

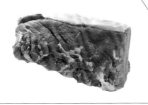

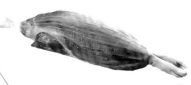

腰內肉（菲力）：肉質特別鮮
嫩、脂肪含量低，是整條牛最
佳部位。

後腱：含膠質多、帶筋，嚼感
十足，適宜長時間燉滷。

豬肉類

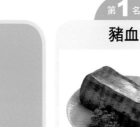

第1名
豬血

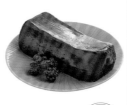

脂肪**1.4**g
100g約**1**碗

19 Kcal

第2名
腰子

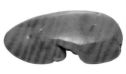

脂肪**1.8**g
100g約**3/4**碗

64 Kcal

第3名
大腿瘦肉

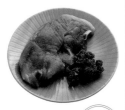

脂肪**2.8**g
100g約**1**碗

114 Kcal

第4名
小里肌（腰內肉）

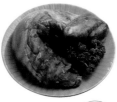

脂肪**1.9**g
100g約**1**碗

115 Kcal

第5名
豬肝

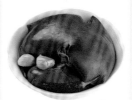

脂肪**2.9**g
100g約**4/5**碗

119 Kcal

第6名
豬腱肉

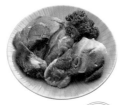

脂肪**4.8**g
100g約**1/2**碗

127 Kcal

第7名
里肌肉絲

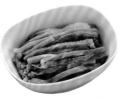

脂肪**5.4**g
100g約**1/2**碗

137 Kcal

第8名
里肌肉

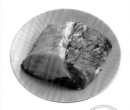

脂肪**5.4**g
100g約**1/2**碗

137 Kcal

第9名 豬舌

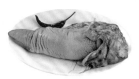

脂肪**11.1**g
100g約**1/4**碗

177 Kcal

第10名 肩胛排

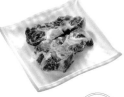
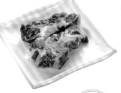

脂肪**12.4**g
100g約**1/2**碗

185 Kcal

第11名 肩里肌肉

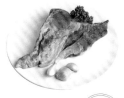

脂肪**10.2**g
100g約**1/2**碗

187 Kcal

第12名 大腸

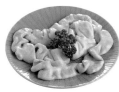

脂肪**20.4**g
100g約**1/2**碗

213 Kcal

第13名 豬腳

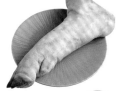
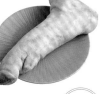

脂肪**14.4**g
100g約**3/5**碗

223 Kcal

第14名 胛心肉

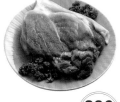

脂肪**18**g
100g約**1/2**碗

236 Kcal

第15名 梅花肉

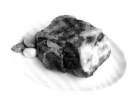

脂肪**30.6**g
100g約**1/2**碗

341 Kcal

第16名 豬尾巴

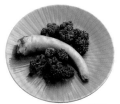

脂肪**33.5**g
100g約**1/2**碗

378 Kcal

第17名 五花肉

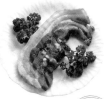

脂肪**36.7**g
100g約**1/2**碗

393 Kcal

豬肉的美味地圖

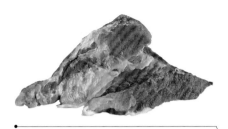

肩里肌：是豬肩膀上方的背肉，是最常運 到的部位，肉質有咬勁、筋多，適合煎烤、切小塊紅燒、切薄片炒、或用作火鍋肉片。

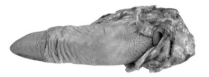

豬舌：通常切片作滷味、或炒菜食用。

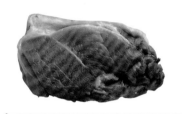

胛心肉：嫩中帶咬勁，燙煮後白切肉、紅燒、煮咖哩、切肉片或肉絲快炒，都很美味。

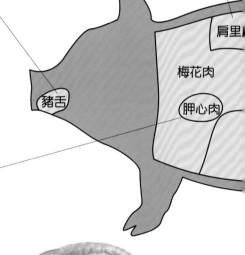

肩里

梅花肉

豬舌　　胛心肉

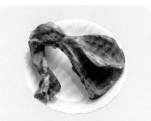

豬大骨：熬湯用，熬出來的湯頭滋味鮮美。

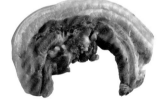

五花肉：也稱作三層肉，位於里肌下方，就是腹部的肉，因為脂肪含量高，久煮也不會乾硬，很適合燉煮或紅燒。

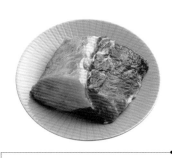

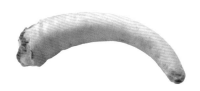

里肌肉：是豬肩和豬腿之間的背側肉，肉質柔軟，不論是切塊、切厚片、切薄片，做各種料理都很合適。

豬尾巴：這部位膠質也很多，適合燉煮。

里肌肉

豬尾巴

小里肌（菲力）

大腿肉

花肉

豬腱

豬腳

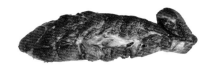

小里肌（腰內肉）：是腰椎部內側的里肌肉，是平時運 不到的部位，一隻豬只能切出兩條狹長的小里肌，量少、肉質軟，煎炒、燒烤皆可，不過因為口感極佳，很適合做成豬排。

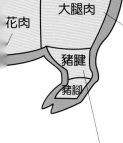

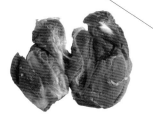

大腿肉：腰部到大腿外側的肉，肉質稍微硬一些，肥肉不多，常煎炒食用。

豬腱：豬腱多為瘦肉，比五花肉油脂少、熱量低，最常用滷的，也宜用來煲、燙。

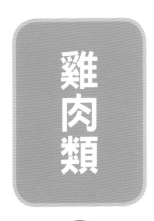

雞肉類

第**1**名
雞里肌肉（肉雞）

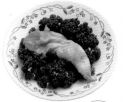

脂肪**0.4**g
100g約**3**塊

102 Kcal

第**2**名
帶皮雞胸肉（肉雞）

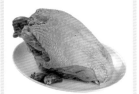

脂肪**1.9**g
100g約**1/3**塊

115 Kcal

第**3**名
雞肝

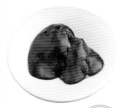

脂肪**4.6**g
100g約**1**塊

120 Kcal

第**4**名
翅小腿（肉雞）

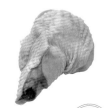

脂肪**6.9**g
100g約**2/3**隻

141 Kcal

第**5**名
雞腿（肉雞）

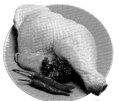

脂肪**7.1**g
100g約**1/2**隻

143 Kcal

第**6**名
雞爪

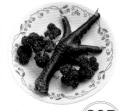

脂肪**12.3**g
100g約**1.1**隻

205 Kcal

第**7**名
雞心

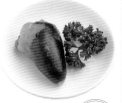

脂肪**16.6**g
100g約**9**個

213 Kcal

第**8**名
二節翅（肉雞）

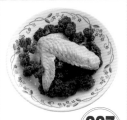

脂肪**17.2**g
100g約**2**隻

227 Kcal

雞肉的美味地圖

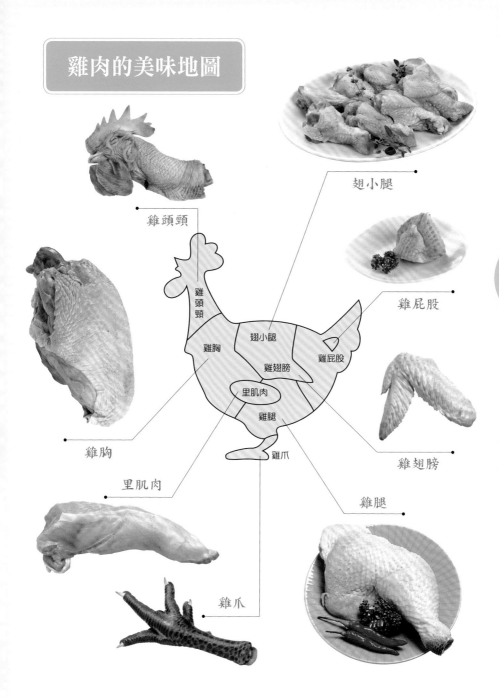

翅小腿

雞頭頸

雞屁股

雞胸

雞頭頸

翅小腿

雞胸

雞翅膀

雞屁股

里肌肉

雞腿

雞爪

里肌肉

雞翅膀

雞腿

雞爪

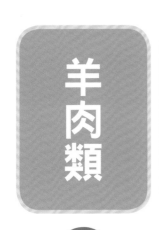

羊肉類

第1名 前腿肉

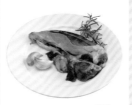

脂肪3.8g
100g約1碗

123 Kcal

第2名 前胸肉

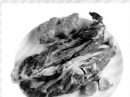

脂肪5g
100g約3/4碗

133 Kcal

第3名 腰脊肉

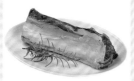

脂肪5g
100g約1碗

160 Kcal

第4名 羊排骨

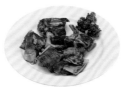

脂肪9.6g
100g約1碗

172 Kcal

第5名 肋脊肉

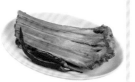

脂肪13.4g
100g約1碗

203 Kcal

第6名 帶皮後腿肉

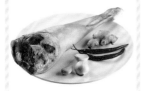

脂肪15g
100g約1碗

215 Kcal

第7名 肩肉

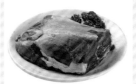

脂肪19g
100g約3/4碗

243 Kcal

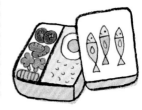

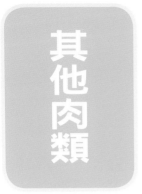

其他肉類

鴨血

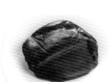

脂肪**0.5**g
100g約**1/2**塊

23
Kcal

田雞

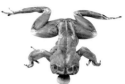

脂肪**0.4**g
100g約**1/2**碗

94
Kcal

第**3**名
鴨胸肉（去皮）

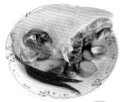

脂肪**4.2**g
100g約**0.6**塊

122
Kcal

第**4**名
鴨翅

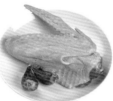

脂肪**6.1**g
100g約**1**隻

146
Kcal

第**5**名
鴨掌

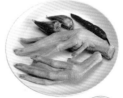

脂肪**1.9**g
100g約**2**隻

150
Kcal

第**6**名
鴨舌

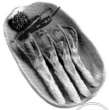

脂肪**19.7**g
100g約**8**個

245
Kcal

第**7**名
鵝腿

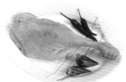

脂肪**23.6**g
100g約**2/3**隻

292
Kcal

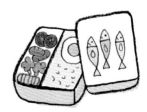

羊肉的美味地圖

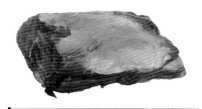

肩肉：這部分的肉，筋比較多，很適合作燒烤料理，或用作燉煮、切片烤肉等。

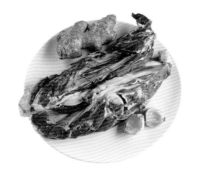

前胸肉：前胸肉質較結實，適合紅燒、或慢火煨爛。

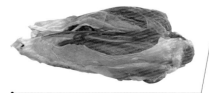

前腱肉：此部位經常運，肉質多筋、較結實，適合燉煮、或燒烤。

肋脊肉

排骨

肩肉

羊

前胸肉

前腱肉

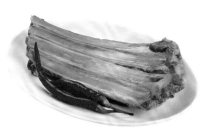

肋脊肉：肋骨前端的肋脊肉，肉質柔軟，很適合燒烤。

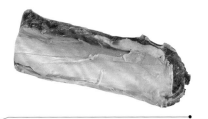

腰脊肉：這部分的肉脂肪含量少，適合作涮涮鍋、烤肉、串燒等。

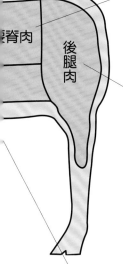

脊肉

後腿肉

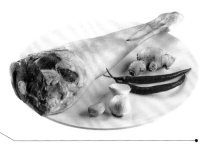

後腿肉：腿肉是羊肉中脂肪最少的，帶骨的可以用來燒烤，去骨的可以用作串燒、烤肉、羊排等。

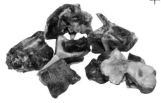

排骨：這部分的肉適合做成羊肉爐食用。

海水魚類

第1名 吻仔魚

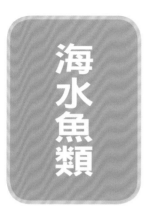

脂肪0.6g
100g約1碗

43 Kcal

第2名 剝皮魚

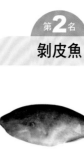

脂肪0g
100g約1/2尾

76 Kcal

第3名 黃雞仔

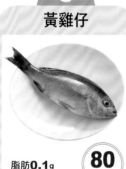

脂肪0.1g
100g約1碗

80 Kcal

第4名 嘉鱲魚（真鯛）

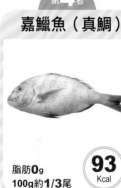

脂肪0g
100g約1/3尾

93 Kcal

第5名 紅目鰱

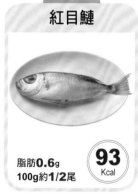

脂肪0.6g
100g約1/2尾

93 Kcal

第6名 鰻魚

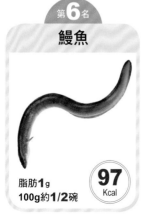

脂肪1g
100g約1/2碗

97 Kcal

第7名 黃魚

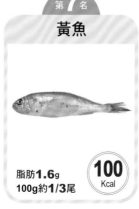

脂肪1.6g
100g約1/3尾

100 Kcal

第8名 白帶魚

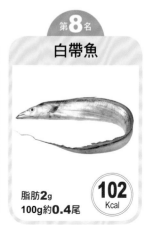

脂肪2g
100g約0.4尾

102 Kcal

第9名 大目鮪魚（切塊）

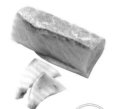

脂肪0.13g
100g約2/3片

103 Kcal

第10名 比目魚

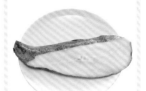

脂肪2.29g
100g約1片

110 Kcal

第11名 鯊魚切塊

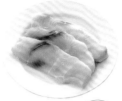

脂肪0.1g
100g約1片

110 Kcal

第12名 正鰹

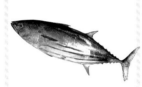

脂肪4.2g
100g約1/2片

112 Kcal

第13名 沙丁魚

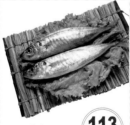

脂肪14g
100g約1碗

113 Kcal

第14名 赤鯮

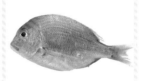

脂肪3.6g
100g約1/3尾

116 Kcal

第15名 煙燻鮭魚片

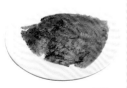

脂肪4.29g
100g約2/3片

116 Kcal

第16名 海鱸魚

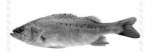

脂肪6g
100g約1/2碗

125 Kcal

第17名 虱目魚魚肚

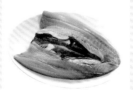

脂肪27.7g
100g約1片

129 Kcal

第**18**名
白鯧魚
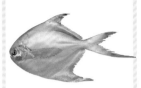
脂肪**6.6**g
100g約**1/3**尾
132 Kcal

第**19**名
線文鸚哥魚
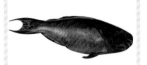
脂肪**0**g
100g約**1/2**尾
141 Kcal

第**20**名
花腹鯖（花鰱）
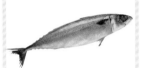
脂肪**4.6**g
100g約**1/2**尾
144 Kcal

第**21**名
鰹魚

脂肪**4.2**g
100g約**1/2**尾
149 Kcal

第**22**名
大眼金梭魚
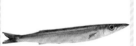
脂肪**7.13**g
100g約**2/3**尾
157 Kcal

第**23**名
台灣黑鯛
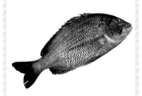
脂肪**8.8**g
100g約**1/3**尾
163 Kcal

第**24**名
深海鱈魚
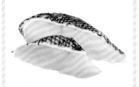
脂肪**11.5**g
100g約**1**片
166 Kcal

第**25**名
烏魚（白鯪）
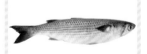
脂肪**9.6**g
100g約**2/3**尾
168 Kcal

第**26**名
土魟（切片）

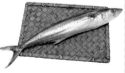
脂肪**10.4**g
100g約**1**片
176 Kcal

第**27**名
石斑魚
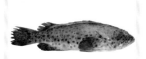

脂肪**11.7**g
100g約**1/2**尾
185 Kcal

第**28**名
虱目魚
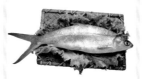

脂肪**11.9**g
100g約**1/2**尾
200 Kcal

第**29**名
鯡魚
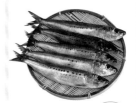
脂肪**9.04**g
100g約**1**尾
220 Kcal

第**30**名
鮭魚（輪切片）
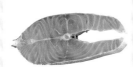

脂肪**15.8**g
100g約**2/3**片
228 Kcal

第**31**名
鹽味鯖魚
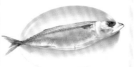

脂肪**24**g
100g約**1/2**尾
280 Kcal

第**32**名
秋刀魚
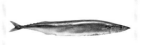
脂肪**25.9**g
100g約**1**尾
314 Kcal

第**33**名
日本丁香魚乾
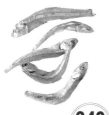
脂肪**4**g
100g約**1**碗
340 Kcal

第**34**名
鯖魚
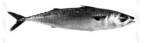

脂肪**39.4**g
100g約**1/2**尾
417 Kcal

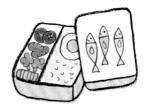

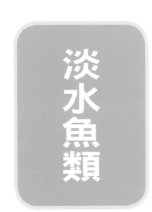

淡水魚類

第**1**名

鱔魚

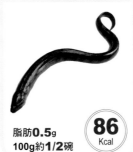

脂肪0.5g
100g約1/2碗

86 Kcal

第**2**名

草魚

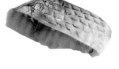

脂肪2g
100g約1片

91 Kcal

第**3**名

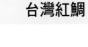
台灣紅鯛

脂肪2.7g
100g約1/3尾

105 Kcal

第**4**名

吳郭魚

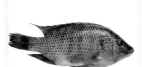

脂肪2.3g
100g約1/4尾

107 Kcal

第**5**名

鯉魚

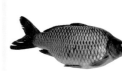

脂肪3.2g
100g約1/2片

141 Kcal

第**6**名

鱒魚

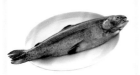

脂肪6.8g
100g約1/2尾

147 Kcal

第**7**名

肉鯽魚

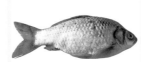

脂肪8.8g
100g約1/2尾

156 Kcal

第**8**名

香魚

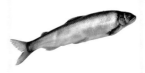

脂肪0.1g
100g約1尾

160 Kcal

蝦蟹貝類

第1名 海蛤

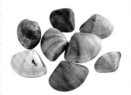

脂肪0.9g
100g約18個

25 Kcal

第2名 蛤蜊

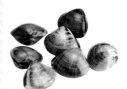

脂肪0.9g
100g約1碗

30 Kcal

第3名 蝦仁

脂肪0.3g
100g約1碗

51 Kcal

第4名 鳳螺

脂肪0.64g
100g約6.6個

58 Kcal

第5名 蝦猴（蝦蛄）

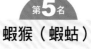

脂肪0.5g
100g約1尾

63 Kcal

第6名 文蛤

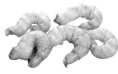

脂肪0.64g
100g約18個

67 Kcal

第7名 牡蠣

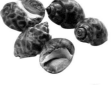

脂肪1.53g
100g約12.3個

77 Kcal

第8名 旭蟹

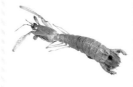

脂肪3g
100g約1.5碗

78 Kcal

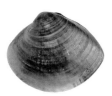

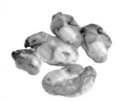

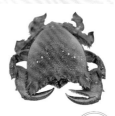

第9名 劍蝦

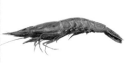

脂肪0.2g
100g約8尾

79 Kcal

第10名 雪螺

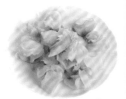

脂肪0g
100g約1碗

80 Kcal

第11名 明蝦

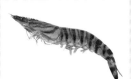

脂肪0.2g
100g約2尾

83 Kcal

第12名 鮑魚

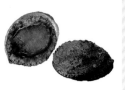

脂肪0.1g
100g約1/2碗

83 Kcal

第13名 生蠔

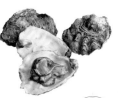

脂肪1.9g
100g約7/10碗

83 Kcal

第14名 淡菜

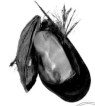

脂肪2.24g
100g約1碗

86 Kcal

第15名 文蜆

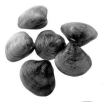

脂肪1.5g
100g約56個

88 Kcal

第16名 火燒蝦

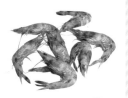

脂肪0.4g
100g約5尾

89 Kcal

第17名 白蝦

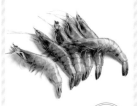

脂肪0.7g
100g約8尾

90 Kcal

第18名
粗皮龍蝦

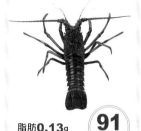

脂肪0.13g
100g約2/3尾

91 Kcal

第19名
草蝦

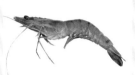

脂肪0.7g
100g約4尾

98 Kcal

第20名
紅蟳

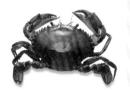

脂肪3.6g
100g約1/2隻

141 Kcal

第21名
石蟳

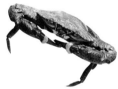

脂肪3.6g
100g約1.5碗

142 Kcal

第22名
蝦皮

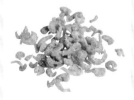

脂肪1.3g
100g約1碗

157 Kcal

第23名
沙蝦

脂肪1.12g
100g約10尾

176 Kcal

第24名
小蝦米

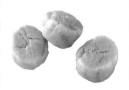

脂肪2g
100g約1碗

250 Kcal

第25名
干貝

脂肪0.7g
100g約1/2碗

302 Kcal

第26名
櫻花蝦

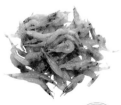

脂肪1g
100g約1碗

550 Kcal

PART 2

蝦蟹貝類排行

其他 海產類

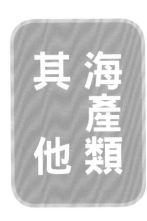

第1名
海帶
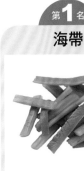
脂肪0.2g
100g約1條
14 Kcal

第2名
海參
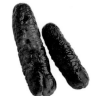
脂肪0.1g
100g約1尾
28 Kcal

第3名
章魚
脂肪0.54g
100g約0.36隻
61 Kcal

第4名
小卷
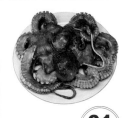
脂肪1.4g
100g約5.7隻
98 Kcal

第5名
烏賊
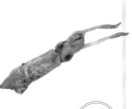
脂肪0.24g
100g約0.22隻
128 Kcal

第6名
花枝
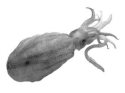
脂肪0.3g
100g約1/4隻
132 Kcal

第7名
魷魚
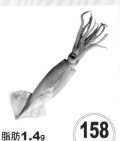
脂肪1.4g
100g約1/4隻
158 Kcal

第8名
紫菜
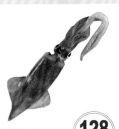
脂肪0g
100g約1碗
219 Kcal

就是要低脂！油切烹調這麼辦！

- **運用需油量少的烹調用具**：如果能夠善用不沾鍋、烤箱等炊具，或是特殊設計的蒸汽烤箱，將可比傳統圓形炒鍋更省油。

- **盡量採取低油烹調方式**：例如多用水煮、汆燙、涮、清蒸、烤、清燉、燻、滷、涼拌等低油烹調方式，其次才是紅燒、涼拌、醃、泡、醉、煎、炒，至於油炸爆酥等高油量料理手法能免則免。採取低脂減重時，更是不要食用油炸料理。

- **改變烹調技巧**：想辦法減少用油量，例如把食材用錫箔紙包起來燒烤、炭烤或是用不加水的電鍋烤，所需油量只要炒菜的十分之一。或是用油與水混合的噴液取代全油的使用，也可減少油的用量。

- **熱水沖淋去油**：脂肪遇熱會溶解，脂肪較多的肉類經過熱水沖淋正反表面後，脂肪會流失一些，不過，太薄的肉品倒不必先淋過，以免口感盡失。

- **自製零脂素油**：用味道香濃的乾香菇浸泡液代替高湯或油，烹調時將食物用不沾鍋煎半熟，放少量調味料，再蓋上鍋蓋用小火慢煮。

- **撈去湯上的浮油**：燉牛肉、香菇燉雞或用排骨熬湯時，總可以看到厚厚的脂肪溶出，可以在煮好後先冷藏一夜，待白花花的脂肪凝固後，就可能很輕鬆地撈去上層浮油。油炸物起鍋後，用吸油紙巾處理後再上桌。

PART 3

天然蔬果區
熱量排行榜

蔬菜本身熱量並不高，對健康也是好處多多，
但是烹調後反而會增加熱量？！
掌握健康吃蔬菜的訣竅，不必擔心吃蔬菜也會胖。

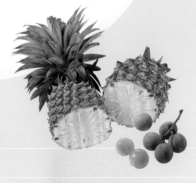

52　蔬菜烹調選低脂，瘦得健康有活力！

56　水果營養差異大，要挑低卡才會瘦！

58　葉菜類排行

61　瓜類排行

62　菇蕈類排行

64　辛香類排行

63　蔬菜根莖類排行

66　花果芽菜類排行

68　溫帶水果類排行

71　亞熱帶水果類排行

74　熱帶水果類排行

THE BEST VEGETABLE IN THE WORLD.

Vegetables & Fruits

蔬菜烹調選低脂，瘦得健康有活力！

「天天五蔬果」的口號人人會背，但是究竟什麼是「五蔬果」呢？該怎麼吃才對？

一份蔬菜有多少？

「天天五蔬果」指的是衛生署所建議的飲食指南中，建議每人每日至少應攝取五份蔬果。然而，一份究竟有多少呢？

一份蔬菜大約是一碟100克的生鮮蔬菜，而且是可以食用的部分，如果是煮熟蔬菜，一份大約是半個飯碗的量。每人每天至少應該要攝取3份新鮮蔬菜加2份水果，總共5份的蔬果，也就是說每天至少要吃1.5碗以上的煮熟蔬菜。

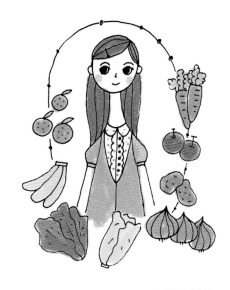

蔬菜低脂健康吃法

• 巧妙運用菇蕈類：菇蕈類的熱量都很低，含蛋白質、核酸、碳水化合物及無機鹽，營養結構合理又含纖維質，飽足感很夠，而且脂肪型態為不飽和脂肪酸，很適合想控制體重的人食用。菇蕈類還含β葡聚糖（β-glucan）、普林化合物（Eritadenine），有助於降低血中膽固醇，在烹調其他食材時，不妨也

多多加入各種菇蕈類。另外，可將乾香菇先大略沖洗，用熱水泡30分鐘後，留取浸泡液，濾掉砂子，可用來當做美味零脂高湯，也可以和豆芽做成火鍋的湯頭，味道絲毫不輸雞湯。

- 利用低油鍋具：有些蔬菜例如含維生素A的蔬菜經過油炒後，營養更能被身體吸收利用，為了避免炒時加入太多油脂，盡量以用油量少的鍋具來炒，例如不沾鍋、低溫烹調鍋比傳統平底鍋省油，同時注意不要炒太久，以免營養素流失。
- 用低油方式烹調：選擇適合的蔬菜，採用汆燙、水煮、涼拌方式料理蔬菜，避免油炸，減少用油量。

簡單列舉下表，可見同一食物經不同烹調方式，熱量轉換之大。

◎不同烹煮方式之熱量對照

食材	食物烹煮方式	熱量（大卡）
茄子1根	生	14
	不裹粉炸	109
洋蔥1碗	生	41
	炸洋蔥圈	230
菠菜100克	生	25
	熱炒	87.5
四季豆100克	生	30
	乾煸	83

※參考：三采出版／新熱量速查輕圖典（增訂版）、笛藤出版／食品熱量一覽表

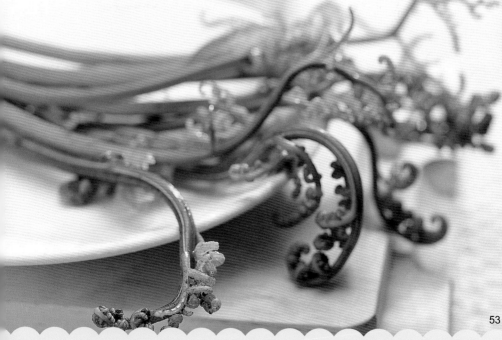

- **多利用生食**：可以生食的蔬菜種類例如小黃瓜、洋蔥、蘿蔓菜、苜蓿芽等，不妨清洗乾淨後直接生食，既可品嚐天然美味，也保留較多養分，不過同時也要注意農藥殘留及少用調味醬。
- **低脂醬汁DIY**：生菜沙拉常搭配的美乃滋、沙拉醬，為熱量不低的隱形脂肪，如果不注意用量，雖然是和蔬菜一起搭配食用，說不定反而會增胖。可改用新鮮檸檬汁、百香果汁等自製醬汁，減少油脂攝取。
- **做成菜飯**：煮飯時，加入竹筍、胡蘿蔔、香菇或A菜、菜豆、四季豆、青江菜、大白菜等蔬菜，就是不含油的蔬菜料理。

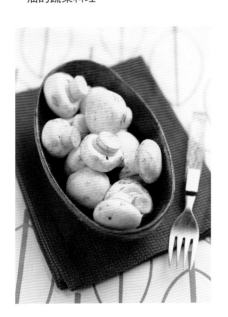

- **切成大片**：切大切小，關係到油脂、沙拉醬、調味醬附著的情形，雖然蔬菜特性不盡相同，但大部分蔬菜切成大片後，吸油量會比切成絲狀的還少，因為切成絲狀的蔬菜表面積增加，油脂和醬汁的附著率會比較多，相對攝取到體內的油脂量也較多。例如高麗菜切絲後，調味醬汁很容易就附著上去。
- **連葉片、菜根、外皮一起吃**：有些蔬菜的這些部位含有豐富的營養，例如菠菜根部、胡蘿蔔、芹菜葉，不過前提是沒有農藥殘留的問題。

蔬菜對減肥的好處

- 蔬菜容易有飽足感，熱量卻不高：蔬菜富含纖維質，攝取到一定份量時就會有飽足感，身體感到飽了，相對也會減少肉類或零食點心的食量，降低吃進脂肪及熱量的機率。
- 蔬菜中的纖維質能促進腸道蠕動及排出體內多餘的膽固醇，一方面有助於預防動脈硬化，一方面排便順暢，也間接達到減重的效果。
- 蔬菜具有豐富的鐵、鈣、磷、鉀等礦物質及維生素A、C，醣類、油脂含量又少，是很好的瘦身食材。

這樣吃，一點都不菜！

有些人雖然知道蔬菜的好處有很多，但實在不喜歡蔬菜的味道或口感，只好多花點心思，突破蔬菜拒絕往來戶的心防。

- **與喜歡的食材一起搭配：**宜逐步漸進，一開始不討喜的蔬菜比例少一點，等到慢慢習慣菜的味道以後，再逐漸增加，雖然不一定能改變對蔬菜的喜好，但至少能獲取該種蔬菜的養分。

- **用烹調方法改變蔬菜風味：**例如切成塊、丁、片、絲或特殊形狀，隨著料理手法不同，蔬菜也會有不同味道，例如結頭菜心塊煮湯和涼拌的味道就不一樣。

- **體驗種菜的樂趣：**參與越深，就有可能讓人從排斥變接納，如果是從種植蔬菜開始，或是參與購買、製作烹調過程，有可能會因成就感或熟悉感而常識接受。

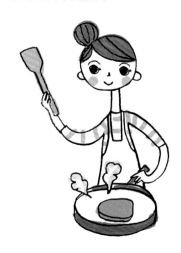

蔬菜主要營養價值

蔬菜種類不少，包括深綠葉菜類、淡色蔬菜類、瓜茄類、菇蕈類、鮮豆類等，一般都具有抗老化、抗氧化、養顏美容、增加新陳代謝、預防癌症、減少便秘發生的作用，還能促進心臟、泌尿道系統、皮膚及眼部健康，對於骨骼、牙齒強健也有幫助。

蔬菜除了深綠色之外，還有白、紅、紫、橘等五彩繽紛的顏色，這是因為蔬果也含有不同的植物化合物，對人體健康各有益處，例如白色系的白蘿蔔、大白菜、大蒜等含蒜素、含硫有機化合物、皂素等；綠色如菠菜、青江菜、空心菜等，含兒茶素、吲哚類、玉米黃素等；紫色如茄子、紫甘藍、黑木耳等含花青素、綠原酸、維生素A等；紅色如紅甜椒、番茄、甜菜根等含茄紅素、酚酸、鞣花酸等；橘色如胡蘿蔔含類胡蘿蔔素、類黃酮素等。世界衛生組織及許多先進國家的健康飲食指引，也都鼓勵各國民眾多吃新鮮蔬果。

水果營養差異大，要挑低卡才會瘦！

鮮豔芳香的水果富含纖維質，有助於減少脂肪吸收，也很適合美容養顏，不過吃水果也要掌握適量的原則，才不會反而增加身體的負擔。

一份水果有多少？

一份水果大約是1個拳頭大的水果，或是切好的水果1碗，例如1個柑橘、1/4個木瓜、1/2根香蕉。「天天五蔬果」鼓勵每天2份水果，就是說每天至少要吃2碗水果，不過由於各種水果的營養成分、種類特性皆不同，各種水果一份的量也不盡相同。

抗氧化作用一級棒

水果的抗氧化成分近年備受重視，其中維生素A、C、E能降低血脂被氧化，減緩血管硬化的機會，其他的植物化合物（也稱植化素），像是青花素、鞣花酸等，也有助於抗氧化的作用。

水果的NG吃法！

• **攝取過量**：吃太多水果也會變胖，因為大部分水果雖然沒有脂肪，卻含糖，長期過量攝取，熱量也是不容忽視，消耗不掉的話會在體內轉變成體脂肪儲存下來，對於像荔枝這類糖分比較高的水果，最好還是要控制份量。

• **直接吃太麻煩，用喝的才方便**：有些人覺得吃水果要削皮或剝皮很麻煩，喝現榨果汁又快又能喝到更多營養成分，不過水果打成汁通常會使用1份以上的水果，而且可能會再加糖，所以1杯果汁的熱量，往往比1份水果高出許多。

• **愛吃醃製水果**：醃製水果或水果乾的糖分很高，容易不小心吃太多。

• **加料水果真美味**：搭配煉乳、巧克

力、沙拉醬的吃法，的確能增添食用水果的樂趣，但熱量不低，對於想減重的人來說應該避免。

低熱量健康吃水果

• **固定份量**：將水果切成一小塊一小塊，以固定容器盛盤、定量食用，能避免不知不覺地吃進太多水果。

• **選購新鮮、當令水果**：直接吃新鮮水果，比水果加工品更具飽足感，而且可減少其他食物的攝取量。

• **挑選糖分較低、纖維較多的水果**：例如香蕉、木瓜、榴槤、葡萄屬於甜度高的水果，在減重期間應該減少食用，改吃蘋果、李子、奇異果、櫻桃等糖分較低的水果。

• **保留水果纖維**：水果中的纖維質有助於降血糖與膽固醇，減少脂肪的吸收，所以對瘦身有一定幫助，因此像葡萄柚或柑橘、柳橙等皮下白色纖維部分，能增加飽足感，又含對人體有益的類黃酮成分，不宜刻意去除不吃。

PART 3

水果營養差異大，要挑低卡才會瘦！

◎維生素與植物化合物藏在哪些水果中？

抗氧化成分	抗氧化成效	代表食物
維生素A	提升免疫力	香蕉、木瓜、芭樂、柿子、枇杷、蘋果、龍眼等
維生素C	減少自由基對細胞的傷害、促進傷口癒合、提升免疫力	芭樂、奇異果、鳳梨、番茄、檸檬、葡萄柚等。
維生素E	減少自由基對細胞的傷害、防止細胞老化	酪梨、奇異果
茄紅素（lycopene）	有助於預防罹患攝護腺癌、乳癌和其他癌症	番茄、紅色葡萄柚、西瓜、櫻桃、李子
β-胡蘿蔔素（β-carotene）	避免氧化作用發生、減少自由基對細胞的傷害	木瓜、芒果、紅肉李、杏桃乾、甜柿等
花青素（Anthocyanidins）	有效減少自由基對細胞的傷害	葡萄、藍莓、紅橙、紅色葡萄柚
槲皮素（Quercetin）	防止食道癌、直腸癌和皮膚癌的作用	葡萄、藍莓、蘋果
檸檬素（limonene）	對乳癌有預防效果	柳橙、橘子、檸檬、葡萄柚、香吉士、柚子
鞣花酸（Ellagic Acid）	對抗自由基、預防癌症	櫻桃、草莓、藍莓、覆盆子

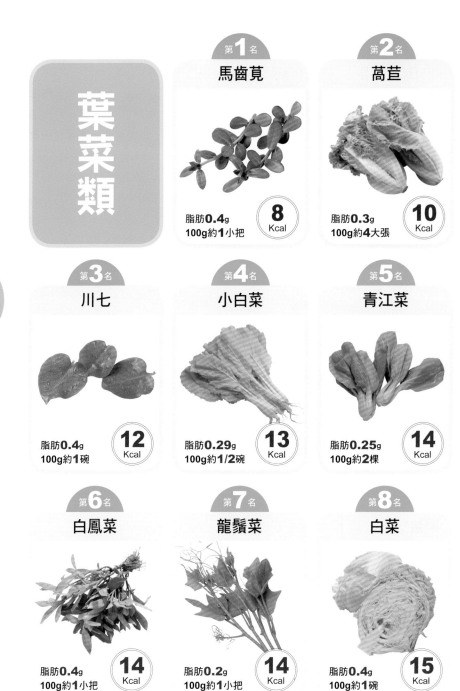

葉菜類

第**1**名
馬齒莧
脂肪**0.4**g
100g約**1**小把
8 Kcal

第**2**名
萵苣
脂肪**0.3**g
100g約**4**大張
10 Kcal

第**3**名
川七
脂肪**0.4**g
100g約**1**碗
12 Kcal

第**4**名
小白菜
脂肪**0.29**g
100g約**1/2**碗
13 Kcal

第**5**名
青江菜
脂肪**0.25**g
100g約**2**棵
14 Kcal

第**6**名
白鳳菜
脂肪**0.4**g
100g約**1**小把
14 Kcal

第**7**名
龍鬚菜
脂肪**0.2**g
100g約**1**小把
14 Kcal

第**8**名
白菜
脂肪**0.4**g
100g約**1**碗
15 Kcal

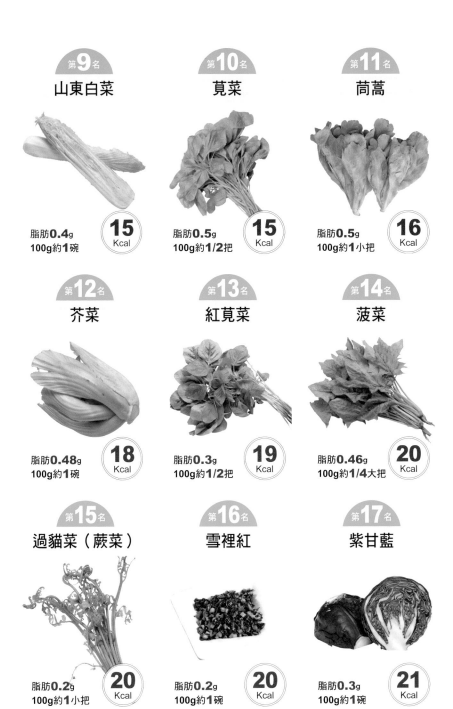

第**9**名
山東白菜

脂肪**0.4**g
100g約**1**碗

15
Kcal

第**10**名
莧菜

脂肪**0.5**g
100g約**1/2**把

15
Kcal

第**11**名
茼蒿

脂肪**0.5**g
100g約**1**小把

16
Kcal

第**12**名
芥菜

脂肪**0.48**g
100g約**1**碗

18
Kcal

第**13**名
紅莧菜

脂肪**0.3**g
100g約**1/2**把

19
Kcal

第**14**名
菠菜

脂肪**0.46**g
100g約**1/4**大把

20
Kcal

第**15**名
過貓菜（蕨菜）

脂肪**0.2**g
100g約**1**小把

20
Kcal

第**16**名
雪裡紅

脂肪**0.2**g
100g約**1**碗

20
Kcal

第**17**名
紫甘藍

脂肪**0.3**g
100g約**1**碗

21
Kcal

高麗菜

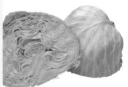

脂肪**0.28**g
100g約**2大張**

22 Kcal

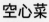

空心菜

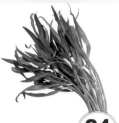

脂肪**0.4**g
100g約**1/2把**

24 Kcal

第**20**名

紅鳳菜

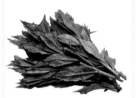

脂肪**0.6**g
100g約**1小把**

25 Kcal

第**21**名

芥藍菜

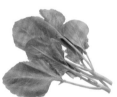

脂肪**0.5**g
100g約**1/4大把**

26 Kcal

第**22**名

油菜

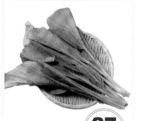

脂肪**0.9**g
100g約**1/4大把**

27 Kcal

第**23**名

地瓜葉

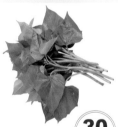

脂肪**0.6**g
100g約**1/4大把**

30 Kcal

第**24**名

高麗菜嬰

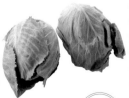

脂肪**1**g
100g約**8個**

33 Kcal

第**25**名

A菜

脂肪**0.5**g
100g約**1小把**

35 Kcal

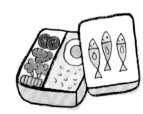

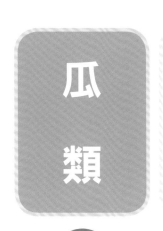

瓜類

第**1**名

絲瓜

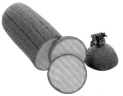

脂肪**0.06**g
100g約**1/4**條

12
Kcal

第**3**名

澎湖絲瓜

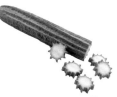

脂肪**0.19**g
100g約**0.43**條

12
Kcal

第**3**名

冬瓜

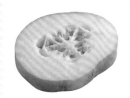

脂肪**0.18**g
100g約**1**片

12
Kcal

第**4**名

苦瓜

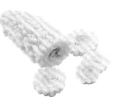

脂肪**0.15**g
100g約**1/5**條

14
Kcal

第**5**名

胡瓜（大黃瓜）

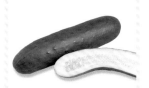

脂肪**0.18**g
100g約**0.15**段

15
Kcal

第**6**名

小黃瓜

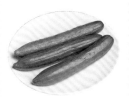

脂肪**0.3**g
100g約**1**條

15
Kcal

第**7**名

蒲瓜

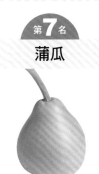

脂肪**0.25**g
100g約**0.17**段

17
Kcal

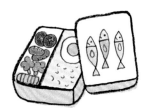

菇蕈類

第1名 蠔菇
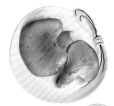
脂肪0.4g
100g約1袋
23 Kcal

第2名 洋菇
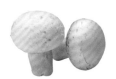
脂肪0.4g
100g約7朵
27 Kcal

第3名 草菇
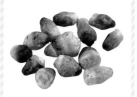
脂肪0.4g
100g約14朵
34 Kcal

第4名 柳松菇
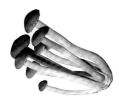
脂肪0.3g
100g約1碗
34 Kcal

第5名 木耳
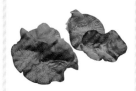
脂肪0.3g
100g約2張
35 Kcal

第6名 香菇
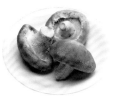
脂肪0.4g
100g約4朵
40 Kcal

第7名 金針菇
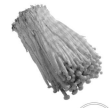
脂肪0.5g
100g約1把
41 Kcal

第8名 白木耳
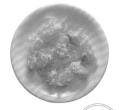
脂肪0.1g
100g約1碗
49 Kcal

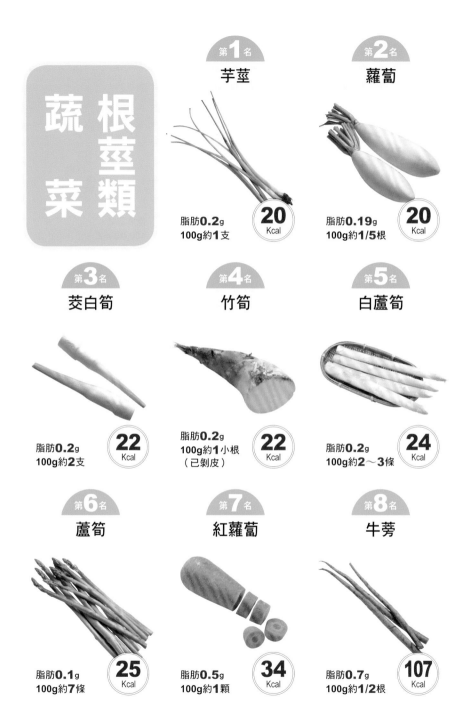

蔬菜根莖類

第1名
芋莖
脂肪0.2g
100g約1支
20 Kcal

第2名
蘿蔔
脂肪0.19g
100g約1/5根
20 Kcal

第3名
茭白筍
脂肪0.2g
100g約2支
22 Kcal

第4名
竹筍
脂肪0.2g
100g約1小根
（已剝皮）
22 Kcal

第5名
白蘆筍
脂肪0.2g
100g約2～3條
24 Kcal

第6名
蘆筍
脂肪0.1g
100g約7條
25 Kcal

第7名
紅蘿蔔
脂肪0.5g
100g約1顆
34 Kcal

第8名
牛蒡
脂肪0.7g
100g約1/2根
107 Kcal

辛香類

第1名 芹菜

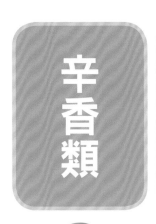

脂肪0.2g
100g約2支

11 Kcal

第2名 美國芹菜

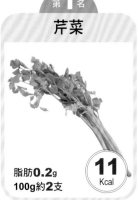

脂肪0.2g
100g約1支

13 Kcal

第3名 老薑

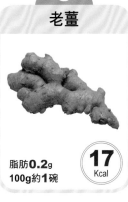

脂肪0.2g
100g約1碗

17 Kcal

第4名 韭黃

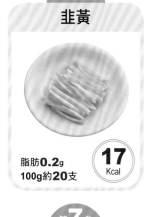

脂肪0.2g
100g約20支

17 Kcal

第5名 嫩薑

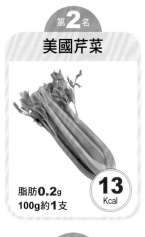

脂肪0.3g
100g約1碗

18 Kcal

第6名 蔥

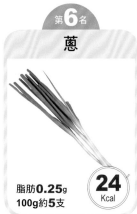

脂肪0.25g
100g約5支

24 Kcal

第7名 山芹菜

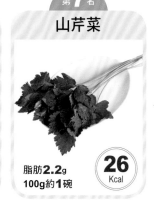

脂肪2.2g
100g約1碗

26 Kcal

第8名 韭菜

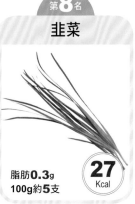

脂肪0.3g
100g約5支

27 Kcal

第**9**名
芫荽
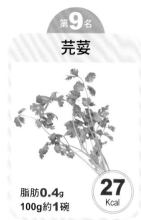
脂肪**0.4**g
100g約**1**碗
27 Kcal

第**10**名
韭菜花
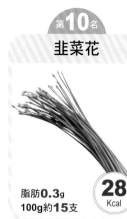
脂肪**0.3**g
100g約**15**支
28 Kcal

第**11**名
九層塔
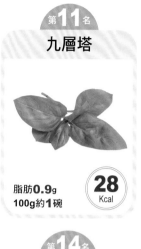
脂肪**0.9**g
100g約**1**碗
28 Kcal

第**12**名
蒜頭
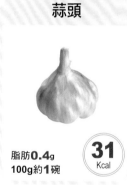
脂肪**0.4**g
100g約**1**碗
31 Kcal

第**13**名
青蒜
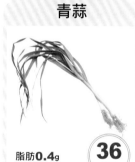
脂肪**0.4**g
100g約**3**支
36 Kcal

第**14**名
洋蔥
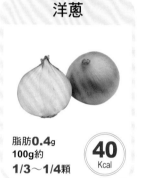
脂肪**0.4**g
100g約
1/3～1/4顆
40 Kcal

第**15**名
紅蔥頭
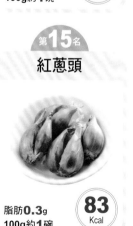
脂肪**0.3**g
100g約**1**碗
83 Kcal

第**16**名
香椿
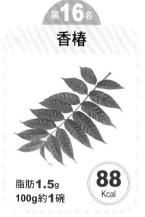
脂肪**1.5**g
100g約**1**碗
88 Kcal

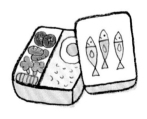

PART 3

辛香類排行

花果 芽菜類

第1名　苜蓿芽

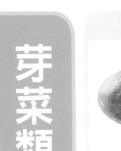

脂肪0.3g
100g約1碗

21 Kcal

第2名　青椒

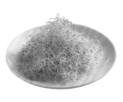

脂肪0.16g
100g約0.8個

22 Kcal

第3名　花椰菜

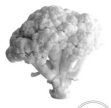

脂肪0.1g
100g約1/4棵

23 Kcal

第4名　茄子

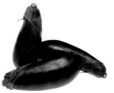

脂肪0.36g
100g約1條

23 Kcal

第5名　番茄

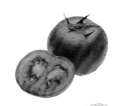

脂肪0.2g
100g約1個

25 Kcal

第6名　青花菜

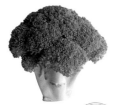

脂肪0.18g
100g約1/4棵

27 Kcal

第7名　玉米筍

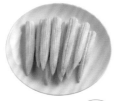

脂肪0.2g
100g約11支

27 Kcal

第8名　金針菜

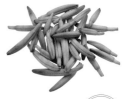

脂肪0.4g
100g約1碗

29 Kcal

第9名
四季豆（菜豆）

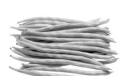

脂肪0.1g
100g約3條

30 Kcal

第10名
豌豆片

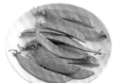
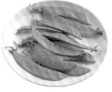

脂肪0g
100g約1碗

32 Kcal

第11名
綠豆芽

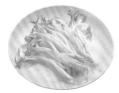

脂肪0.5g
100g約1碗

33 Kcal

第12名
豌豆苗

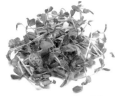

脂肪0.8g
100g約1碗

34 Kcal

第13名
敏豆

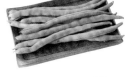

脂肪0.2g
100g約10根

34 Kcal

第14名
黃豆芽

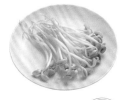

脂肪0.7g
100g約1碗

37 Kcal

第15名
甜脆豌豆

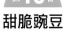
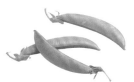

脂肪0.13g
100g約1碗

38 Kcal

第16名
黃秋葵

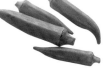

脂肪0.13g
100g約8根

38 Kcal

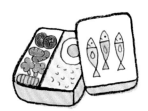

溫帶 水果類

第1名 新疆哈密瓜

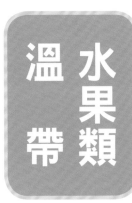

脂肪0.03g
100g約0.13個

21 Kcal

第2名 美濃瓜

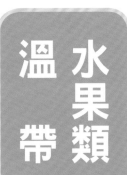

脂肪0.2g
100g約0.27個

25 Kcal

第3名 哈密瓜

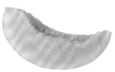

脂肪0.13g
100g約0.14個

27 Kcal

第4名 狀元瓜

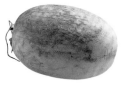

脂肪0.1g
100g約0.2個

28 Kcal

第5名 洋香瓜

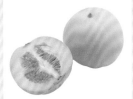

脂肪0.2g
100g約1/2碗

29 Kcal

第6名 水梨

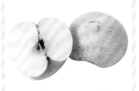

脂肪0.24g
100g約0.37個

31 Kcal

第7名 世紀梨

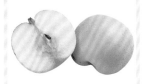

脂肪0.25g
100g約1/2個

31 Kcal

第8名 草莓

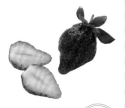

脂肪0.23g
100g約9顆

35 Kcal

第9名 西洋梨

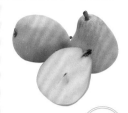

脂肪0.18g
100g約0.6個

37 Kcal

第10名 水蜜桃

脂肪0.19g
100g約0.66顆

41 Kcal

第11名 粗梨

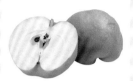

脂肪0.07g
100g約0.7個

43 Kcal

第12名 桃子

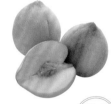

脂肪0.7g
100g約1/2碗

44 Kcal

第13名 富士蘋果

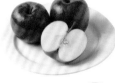
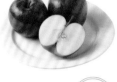

脂肪0.2g
100g約1/2碗

45 Kcal

第14名 葡萄

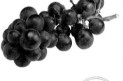

脂肪0.15g
100g約10顆

47 Kcal

第15名 白葡萄

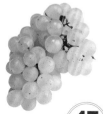

脂肪0.23g
100g約10顆

47 Kcal

第16名 青龍蘋果

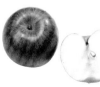

脂肪0.22g
100g約0.76個

46 Kcal

第17名 五爪蘋果

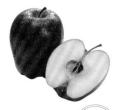

脂肪0.1g
100g約1/2碗

48 Kcal

第18名
奇異果

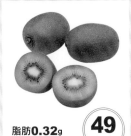

脂肪**0.32**g
100g約**1 1/5**顆

49 Kcal

第19名
玫瑰桃

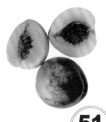

脂肪**0.08**g
100g約**0.83**顆

51 Kcal

第20名
甜柿

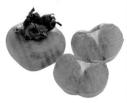

脂肪**0.1**g
100g約**1/2**碗

51 Kcal

第21名
青蘋果

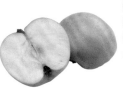

脂肪**0.3**g
100g約**1/2**碗

51 Kcal

第22名
加州葡萄

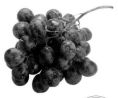

脂肪**0.58**g
100g約**8**顆

52 Kcal

第23名
李子

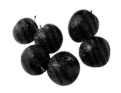

脂肪**0.1**g
100g約**1/2**碗

55 Kcal

第24名
加州李

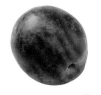

脂肪**0.36**g
100g約**0.9**個

55 Kcal

第25名
柿子

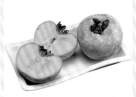

脂肪**0.2**g
100g約**1/2**碗

65 Kcal

第26名
櫻桃

脂肪**0.35**g
100g約**10.5**個

71 Kcal

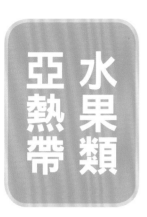

亞熱帶 水果類

小玉西瓜
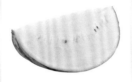

脂肪0.09g
100g約1/2碗

20 Kcal

葡萄柚
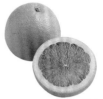

脂肪0.24g
100g約0.29個

24 Kcal

第3名
西瓜
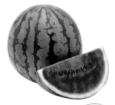

脂肪0.12g
100g約4小片

24 Kcal

第4名
楊梅
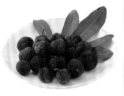
脂肪0.3g
100g約1碗

28 Kcal

第5名
枇杷
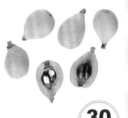
脂肪0.2g
100g約1/2碗

30 Kcal

第6名
文旦柚
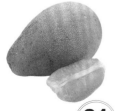

脂肪0.2g
100g約1/2碗

31 Kcal

第7名
檸檬
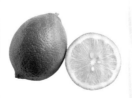

脂肪0.3g
100g約1/2碗

31 Kcal

第8名
柑橘
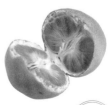

脂肪0.1g
100g約0.52個

32 Kcal

第**9**名
桔子
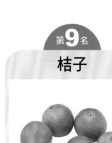
脂肪**0.2**g
100g約**8顆**
32 Kcal

第**10**名
海梨柑
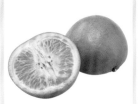
脂肪**0.26**g
100g約**0.69個**
32 Kcal

第**11**名
百香果
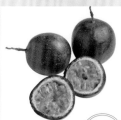
脂肪**1.19**g
100g約**1個**
33 Kcal

第**12**名
楊桃
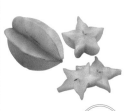
脂肪**0.16**g
100g約**0.41個**
34 Kcal

第**13**名
蓮霧
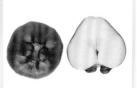
脂肪**0.16**g
100g約**1/2碗**
34 Kcal

第**14**名
聖女番茄
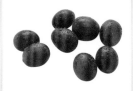
脂肪**1.3**g
100g約**1/2碗**
35 Kcal

第**15**名
白柚
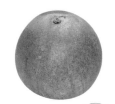
脂肪**0.18**g
100g約**1/2碗**
37 Kcal

第**16**名
泰國芭樂
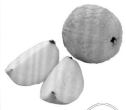
脂肪**0.12**g
100g約**1/5個**
38 Kcal

第**17**名
柳丁
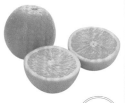
脂肪**0.2**g
100g約**1/2碗**
41 Kcal

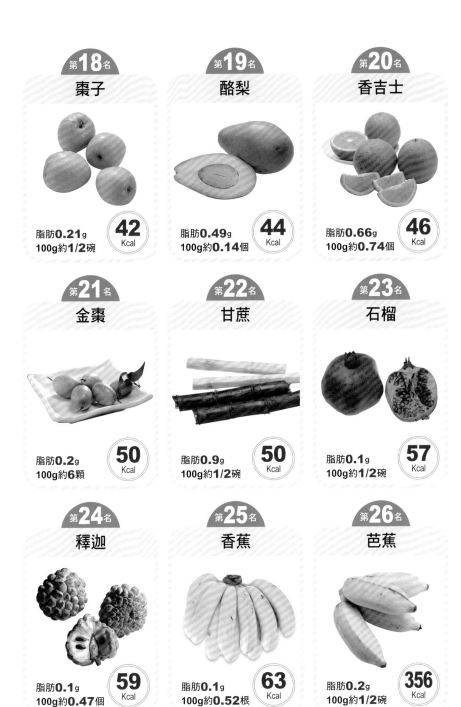

第18名
棗子
脂肪0.21g
100g約1/2碗
42 Kcal

第19名
酪梨
脂肪0.49g
100g約0.14個
44 Kcal

第20名
香吉士
脂肪0.66g
100g約0.74個
46 Kcal

第21名
金棗
脂肪0.2g
100g約6顆
50 Kcal

第22名
甘蔗
脂肪0.9g
100g約1/2碗
50 Kcal

第23名
石榴
脂肪0.1g
100g約1/2碗
57 Kcal

第24名
釋迦
脂肪0.1g
100g約0.47個
59 Kcal

第25名
香蕉
脂肪0.1g
100g約0.52根
63 Kcal

第26名
芭蕉
脂肪0.2g
100g約1/2碗
356 Kcal

熱帶水果類

第1名 山竹

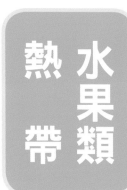

脂肪0.06g
100g約1/2碗
15 Kcal

第2名 椰子汁

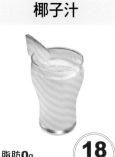

脂肪0g
100g約1/2碗
18 Kcal

第3名 愛文芒果

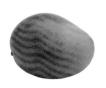

脂肪0.22g
100g約1/2碗
27 Kcal

第4名 荔枝

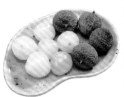

脂肪0.16g
100g約4.8個
32 Kcal

第5名 木瓜

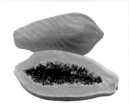

脂肪0.15g
100g約1/4個
33 Kcal

第6名 土芒果

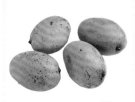

脂肪0.28g
100g約1/2碗
43 Kcal

第7名 鳳梨

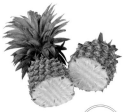

脂肪0.2g
100g約1/2碗
44 Kcal

第8名 火龍果

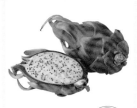

脂肪0.2g
100g約1/2碗
46 Kcal

第9名 龍眼

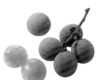

脂肪0.61g
100g約10個

46 Kcal

第10名 金煌芒果

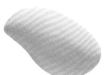

脂肪0.4g
100g約1/2碗

57 Kcal

第11名 海頓芒果

脂肪0.2g
100g約1/2碗

58 Kcal

第12名 紅毛丹

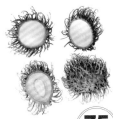

脂肪1.2g
100g約1.2碗

75 Kcal

第13名 榴連

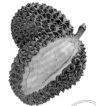

脂肪20g
100g約0.71瓣

162 Kcal

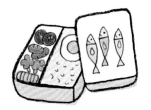

NG吃法→蔬果汁

　　蔬果汁對於牙齒不好的銀髮族可能是不錯的好食物，但不適合想減重的人，因為一方面蔬菜汁為了增添風味可能會額外加糖，容易攝取到額外的熱量；一方面如果將打汁的果菜渣過濾掉，又浪費了纖維質。

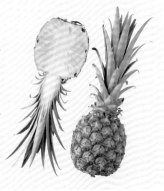

PART 4

天然全穀雜糧區
熱量排行榜

新版飲食指南將「五穀」改成「全穀」，
更符合現代人的飲食健康需求，
也更能因應現代人普遍需要減重的現況。

78　全穀雜糧熱量高，高纖低卡是關鍵！

80　全穀雜糧怎麼吃？低脂攝取有巧妙！

82　米穀飯類排行

84　根莖澱粉類排行

86　雜糧類排行

90　雜糧粗製類排行

88　米麵條類排行

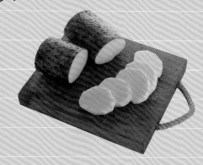

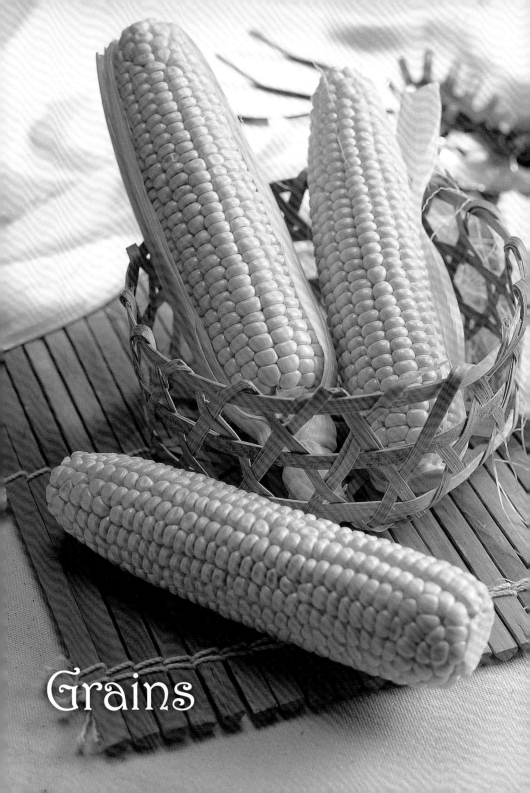

Grains

全穀雜糧熱量高，高纖低卡是關鍵！

行政院衛生署最新修訂的《每日飲食指南》草案中，強調「全穀」與「堅果」的概念。想瘦得健康，該怎麼吃？你不可不知！

新版飲食指南即將出爐

由於最新全國營養調查顯示，半數以上國人體重超過健康標準，體型肥胖過重，容易罹患代謝症候群，因此衛生署於民國98年公布最新修訂的《每日飲食指南》專業版草案，建議調整飲食，降低澱粉與飽和脂肪的攝取量。

穀類攝取應多元

新的《每日飲食指南》將五穀根莖類改為「全穀根莖類」，建議攝取量由目前每天3～6碗，改成每餐1碗只吃7分滿，份量減少，並建議每天至少吃一次糙米飯、雜糧飯或全

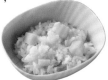

◎纖維質的種類與作用

類別	水溶性纖維	非水溶性纖維
主要食物來源	全穀類（燕麥、糙米）、水果果膠、海藻類、豆類、蒟蒻、果凍	全穀類（糙米、高纖維穀麥早餐、全麥製品、米麩、小麥麩皮、燕麥、燕麥麩）、堅果類、豆類、根莖類、蔬菜類、水果
對身體的作用	・延緩飢餓感 ・延緩飯後血糖上升速度 ・降低血膽固醇 ・可能降低癌症罹患率 ・幫助排除多餘廢物	・吸收水分，使大便體積增加，刺激腸道蠕動，避免便祕發生 ・稀釋致癌物質濃度 ・增加飽足感 ・預防便祕及腸憩室炎、與降低癌症罹患率有關

麥麵包等全穀類，減少攝取精製食物的份量。上班族、外食族較容易吃進精製食物，更應該盡量選擇多穀類的主食。

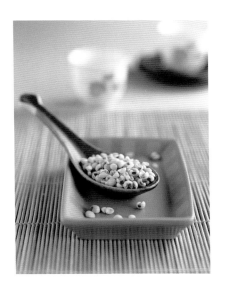

對瘦身能發揮的作用

全穀根莖類通常做為主食，特色是富含纖維質，維生素B群（B1、B2、菸鹼酸等）、維生素E、礦物質及植物化合物，脂肪含量低微，例如從日本開始流行的發芽糙米飯、發芽玄米飯，中性脂肪比白飯低，也能增加飽足感，延緩飢餓感，減少攝取其他食物的慾望。

我們從全穀根莖類中攝取纖維質以後，可在小腸與膽固醇結合，一起排除到體外，降低血液中的膽固醇、預防心血管疾病；同時纖維質也能促進大腸蠕動，有助排便順暢。

什麼是「空熱量食物」？

空熱量食物，簡單說，就是空有熱量，營養素比例極低的食物。空熱量食物攝取過多，只有熱量卻缺乏其他必需營養素的攝取，對健康也是一大危機！

◎全穀類食物熱量高，應選擇高營養附加的食物

中熱量食物	高熱量食物及空熱量食物
米飯、土司、饅頭、麵條、小餐包、玉米、蘇打餅乾、高纖餅乾、清蛋糕、芋頭、番薯、馬鈴薯、早餐穀類	起酥麵包、菠蘿麵包、奶酥麵包、油條、丹麥酥餅、夾心餅乾、小西點、鮮奶油蛋糕、派、爆玉米花、甜芋泥、炸甜薯、薯條、八寶飯、八寶粥

全穀雜糧怎麼吃？
低脂攝取有巧妙！

經常作為主食、提供身體主要能量的白米、麵食，為什麼是瘦身的大敵？只要稍微調整吃法，一樣身材窈窕、渾身是勁！

全穀類的低卡飲食祕訣

- **以全穀類取代精製食物**：全穀類是指未加工精製的穀物，例如：雜糧飯、全麥麵包、裸麥麵包、糙米飯、小麥、大麥、燕麥、蕎麥、小米、薏仁等，富含纖維質，保留穀類較多營養，需要消化的時間比較久，而白米、麵粉類主食等精製食物，消化速度快，容易餓。

- **飯吃七分滿**：固定減少份量，減少熱量攝取，盡量多吃雜糧飯，如果不習慣，一開始可以先在白米飯中加入糙米、雜糧或是胚芽米，慢慢減少白米的比例，等到習慣以後，再全面用雜糧、多種穀類。

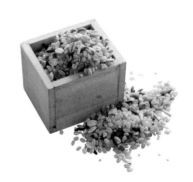

◎麵食這樣換，更少油，一樣有活力

脂肪較高的食材	可取代的低脂食材	相差脂肪量
菠蘿麵包（1個，70g）	饅頭（1個，75g）	11.0g
速食麵（1包，乾80g）	雞蛋麵（1份，乾80g）	10.0g

※資料來源：財團法人台灣癌症基金會

- **用烹調降低油脂**：烹調根莖類或豆類食物時，盡量用低油方式料理，例如水煮馬鈴薯極富飽足感，只要不再加奶油或其他高脂食材，也可當主食。以熱量相同的食物來比較，水煮或者烤馬鈴薯，會比白米飯飽足感多2.3倍，也比可頌麵包的飽足感高很多。
- **不要增加額外的熱量**：盡量不要淋上美味的滷肉醬汁，或是吃咖哩前在飯上加奶油，如此雖然美味，熱量卻比較高，奶油算是額外多出來的脂肪。另外，像勾芡的燴飯、以油拌炒的炒飯、炒過再蒸製的粽子也是。

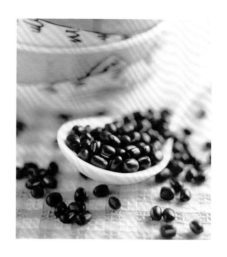

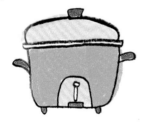

- **以低脂食材取代高脂食材**：不論是主食或豆類，選擇低脂食材熱量一定比較低。
- **細細咀嚼**：咀嚼次數越多，越容易感覺到飽，最好每一口食物，都咀嚼超過30次以上，提高滿腹感。
- **少用精製澱粉**：麵粉、地瓜粉、太白粉等經過精製加工的粉類，盡量少用。

享瘦，義大利麵也OK

　　使用小麥麥糠做成的義大利麵也是攝取食物纖維的來源之一，例如尖管麵等較短的義大利麵，咀嚼時間較長，較有咀嚼感及滿足感，就算份量少一點也沒關係，吃下去還是有飽的感覺。不過如果是與奶油或橄欖油搭配，攝取的脂肪量又會比白飯多一些。可以在水煮後，拌檸檬汁、胡椒、烤蒜片、洋蔥末、極少橄欖油食用，也算是美味的低脂輕料理。

米穀飯類

三寶燕麥飯

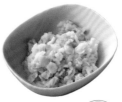

脂肪**1.42**g
100g約**0.42**碗

84 Kcal

三寶米飯

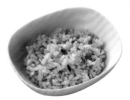

脂肪**0.7**g
100g約**0.43**碗

89 Kcal

第3名
十穀米飯

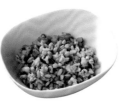

脂肪**0.13**g
100g約**0.45**碗

89 Kcal

第4名
五穀米飯

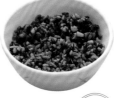

脂肪**0.09**g
100g約**1/2**碗

90 Kcal

第5名
地瓜飯

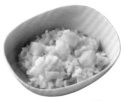

脂肪**0.28**g
100g約**1/2**碗

105 Kcal

第6名
壽司米飯

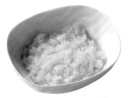

脂肪**0.06**g
100g約**1/2**碗

140 Kcal

第7名
蓬萊有機米飯

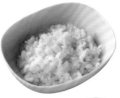

脂肪**0.06**g
100g約**1/2**碗

140 Kcal

第8名
紫米飯

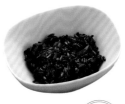

脂肪**0.33**g
100g約**1/2**碗

141 Kcal

白飯

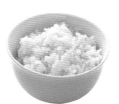

脂肪**0.2**g
100g約**1/2**碗

142
Kcal

糯米飯

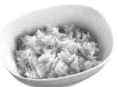

脂肪**0.09**g
100g約**1/2**碗

142
Kcal

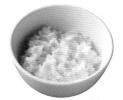

加鈣米飯

脂肪**0.07**g
100g約**1/2**碗

142
Kcal

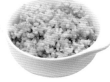

胚芽米飯

脂肪**0.27**g
100g約**1/2**碗

143
Kcal

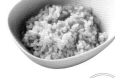

高纖米飯

脂肪**0.27**g
100g約**1/2**碗

143
Kcal

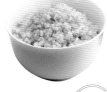

糙米飯

脂肪**0.26**g
100g約**1/2**碗

146
Kcal

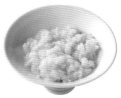

豬油拌飯

脂肪**6.75**g
100g約**1/2**碗

184
Kcal

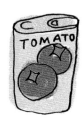
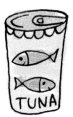

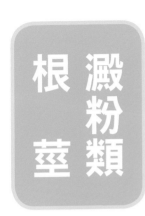

根莖 澱粉類

豆薯

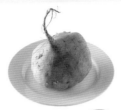

脂肪0.1g
100g約1碗

36 Kcal

第2名
玉米醬

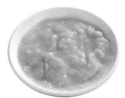

脂肪0.55g
100g約1碗

56 Kcal

第3名
南瓜

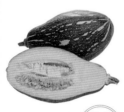

脂肪0.17g
100g約1/2碗

61 Kcal

第4名
山藥

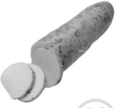

脂肪1.9g
100g約1小段

66 Kcal

第5名
蓮藕

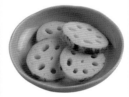

脂肪0.3g
100g約1/3節

74 Kcal

第6名
馬鈴薯

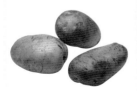

脂肪0.33g
100g約1小顆

80 Kcal

第7名
荸薺

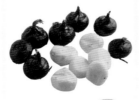

脂肪0.11g
100g約1碗

80 Kcal

第8名
玉米

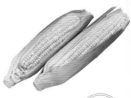

脂肪1.5g
100g約1小段

97 Kcal

第9名 白玉米

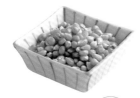

脂肪**0.4**g
100g約**1小段**

97 Kcal

第10名 玉米粒

脂肪**0.4**g
100g約**1/2碗**

97 Kcal

第11名 番薯

脂肪**0.4**g
100g約**1/2碗**

124 Kcal

第12名 芋頭

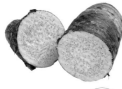

脂肪**0.4**g
100g約**1/2碗**

129 Kcal

第13名 菱角

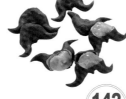

脂肪**0.4**g
100g約**1/2碗**

142 Kcal

第14名 栗子

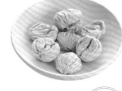

脂肪**0.6**g
100g約**1/2碗**

186 Kcal

熟記外食NG吃法

　　主食雜糧穀類，多是中、高、空熱量的食物，是人體活動能量的主要來源食物。以外食居多又怕麻煩的人，記得多吃高纖維、粗糙不精製、需要多加咀嚼的食物即可。

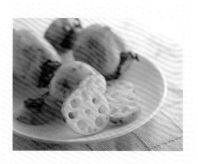

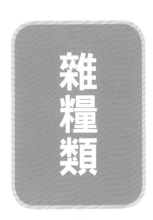

雜糧類

第1名

蓮子

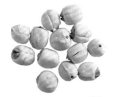

脂肪1g
100g約1/4碗

321
Kcal

第2名

紅豆

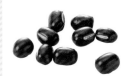

脂肪0.6g
100g約1/2碗

332
Kcal

第3名

花豆

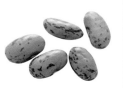

脂肪1.2g
100g約1/2碗

333
Kcal

第4名

芡實

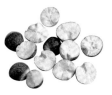

脂肪0.1g
100g約1/2碗

340
Kcal

第5名

綠豆

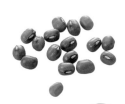

脂肪0.9g
100g約1/2碗

342
Kcal

第6名

小麥

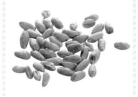

脂肪2.2g
100g約1/2碗

362
Kcal

第7名

大麥

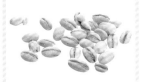

脂肪0.8g
100g約1碗

364
Kcal

第8名

蕎麥

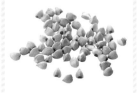

脂肪3.2g
100g約1碗

366
Kcal

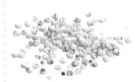

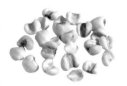

脂肪**4.3**g
100g約**1/2**碗

268
Kcal

脂肪**7.2**g
100g約**1/2**碗

373
Kcal

脂肪**10.3**g
100g約**1**碗

410
Kcal

脂肪**16.2**g
100g約**1/2**碗

452
Kcal

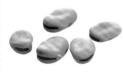

粗製類 雜糧

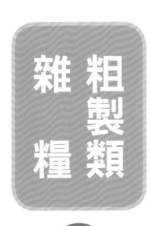

第**1**名

全麥麵粉

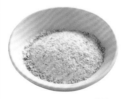

脂肪2g
100g約15湯匙

292 Kcal

第**2**名

綠豆粉

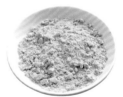

脂肪1.5g
100g約1/2碗

344 Kcal

第**3**名

太白粉

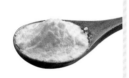

脂肪0.2g
100g約15湯匙

350 Kcal

第**4**名

蓮藕粉

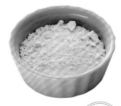

脂肪0.1g
100g約1碗

350 Kcal

第**5**名

地瓜粉

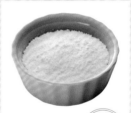

脂肪0.2g
100g約11 2/3湯匙

355 Kcal

第**6**名

糯米粉

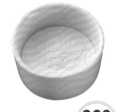

脂肪0.6g
100g約1/2碗

360 Kcal

第**7**名

低筋麵粉

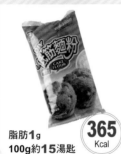

脂肪1g
100g約15湯匙

365 Kcal

第**8**名

中筋麵粉

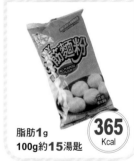

脂肪1g
100g約15湯匙

365 Kcal

第**9**名
高筋麵粉

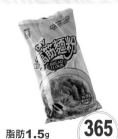

脂肪**1.5**g
100g約**15**湯匙

365 Kcal

第**10**名
玉米仁

脂肪**0.7**g
100g約**3/4**碗

370 Kcal

第**11**名
麵包粉

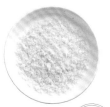

脂肪**1.5**g
100g約**1**碗

370 Kcal

第**12**名
玉米粉

脂肪**0.4**g
100g約**1/2**碗

370 Kcal

第**13**名
糙米粉

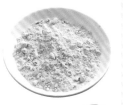

脂肪**3.16**g
100g約**1/2**碗

389 Kcal

第**14**名
薏仁粉

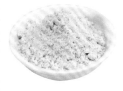

脂肪**2.77**g
100g約**1**碗

396 Kcal

第**15**名
燕麥片

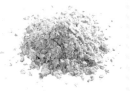

脂肪**10**g
100g約**1/2**碗

405 Kcal

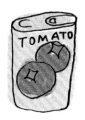
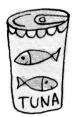

米麵條類

第**1**名

冬粉

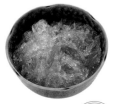

脂肪0.02g
100g約1/2碗

28 Kcal

第**2**名

水煮板條

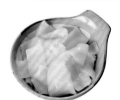

脂肪0.32g
100g約3/4碗

112 Kcal

第**3**名

水煮家常麵

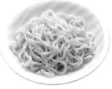

脂肪0.32g
100g約3/4碗

115 Kcal

第**4**名

水煮尖管麵

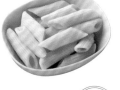

脂肪0.48g
100g約3/4碗

117 Kcal

第**5**名

水煮通心粉

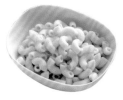

脂肪0.54g
100g約3/4碗

131 Kcal

第**6**名

水煮義大利麵

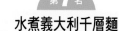
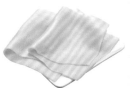
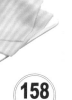

脂肪0.88g
100g約3/4碗

154 Kcal

第**7**名

水煮義大利千層麵

脂肪0.53g
100g約2張

158 Kcal

第**8**名

水煮米粉

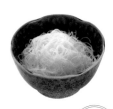

脂肪1g
100g約1 2/3張

350 Kcal

瘦子都這麼做的小技巧！

除了知道夾什麼吃不胖，生活中也有一些小技巧，也是瘦子維持體態的方法，想要維持體態，不用再問胖子哪種減肥法才好，應該跟瘦子學學才對！

◎用量杯、量匙加減調味料，避免無意間用過量。

◎正確消去量匙內多餘的份量，例如半匙是先裝滿一匙，再從湯匙正中間分去一半。

◎每天吃下的食物勤記錄，方便審視自己的飲食內容。

◎減重初期天天量體重，鼓勵自己，2～3週的瓶頸期每三天量一次，以免自暴自棄。

◎多用大眾交通工具，自然多走一些路。

◎三餐中有一餐改吃五穀雜糧飯或糙米飯、雜糧或全麥麵包。

◎選擇低脂或低卡飲食時，份量不必變多。

◎晚餐必須晚吃時，傍晚先吃小飯糰，回家後吃青菜就好。

◎故意提前一站下車，或購物時繞遠路。

◎酒精熱量高，能少盡量少。

◎購物前列清單，以低熱量食材為主，請按照清單購買。

◎找個伴比賽，減肥事半功倍。

◎吃飯時先喝湯，增加飽足感。

PART 5

蛋奶豆、油脂、調味料區熱量排行榜

蛋奶豆、油脂、調味料，
可以說是飲食中隱藏最多肥胖陷阱的食物，
忽略了這一類食物的攝取原則，
再怎麼想辦法瘦身，恐怕也事倍功半！

94	蛋奶豆很重要，聰明攝取甩油脂！		
96	油脂類懂得吃，抓住祕訣不怕胖！		
100	調味料提味妙，避開陷阱有方法！		
102	奶類排行	108	堅果類排行
104	蛋類排行	110	調味粉類排行
105	豆類排行	112	調味醬類排行
106	油脂類排行	115	蜜糖類排行

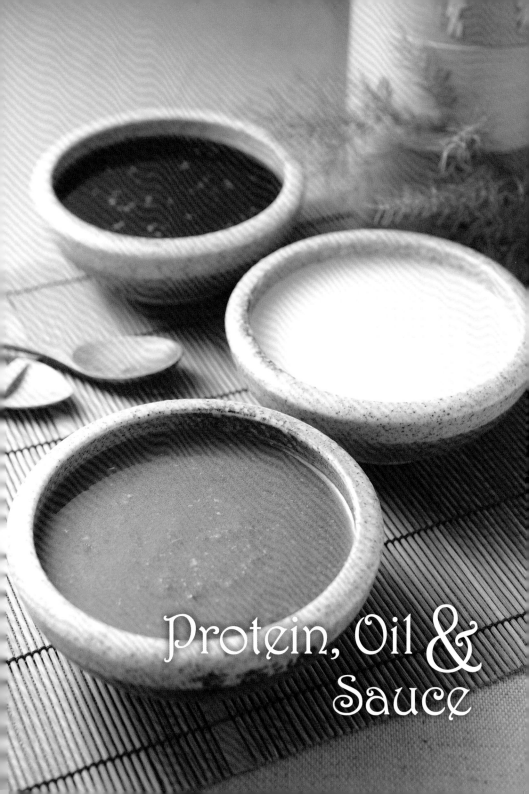

Protein, Oil & Sauce

蛋奶豆很重要，聰明攝取甩油脂！

蛋奶豆類在日常飲食中幾乎無所不在，可以變化出許多誘人美食，不過在攝取上也要適量，以免減重破功。

蛋奶豆類的營養價值

有人說雞蛋幾乎是完美食品，只要再補上纖維質，人體必需的營養素與礦物質就都齊備，然而小小1顆蛋的脂肪含量就有5.7克，如果是活動度低、每天只需要30克脂肪的成年女性，1顆蛋就占一天脂肪攝取量的1/5。

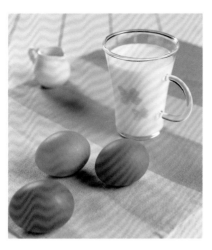

以往雞蛋被認為膽固醇含量不低而不敢多吃，尤其是蛋黃常被捨棄，其實蛋黃所含的卵磷脂，具有預防腦部老化的作用，有助於去除血管中的有害膽固醇，如果真的擔心膽固醇過高或是考慮到熱量，可以2天吃1顆。乳製品含蛋白質、脂肪、醣類及諸多礦物質與維生素，是很好的鈣質及蛋白質來源，根據2009年衛生署公佈的「新飲食指南」草案，低脂奶取代了原本的奶類，一天建議喝1.5～2杯。

聰明低脂吃法

• 水煮蛋小兵立大功：水煮蛋和荷包蛋比較起來，不含多餘油脂，消化速度又較慢，比較耐餓，一向適合瘦身人士食用。

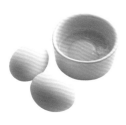

- **新鮮蛋品優先**：減重不只要降低熱量和油脂，也要盡量避免攝取多餘的鹽、鈉，阻礙體內水分代謝，所以鹹蛋、皮蛋等加工品暫時先不要吃，盡量以鮮蛋為主。
- **以低油方式烹調蛋**：例如蒸蛋或是只用蛋白料理，減少油脂攝取。
- **以脫脂或低脂乳品取代全脂品**：乳品雖然含豐富的鈣質，但同時也含有乳脂肪，選用低脂奶或脫脂奶代替全脂奶，可以減少飲食中脂肪的攝取量，以全脂奶和脫脂奶來說，熱量幾乎相差1倍。

- **少買調味乳**：調味乳類，像是木瓜牛奶、草莓牛奶、咖啡牛奶等，都加了糖分以提升美味，很容易攝取多餘熱量。
- **別因為低脂而超量**：並非所有乳製品只要加上低脂二字，熱量就會低很多，可以多吃多喝，例如優酪乳，脂肪雖然少了1/4，熱量才差1卡，選購時還是認真比較營養標示才好。

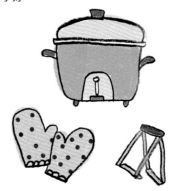

◎蛋奶豆也要挑瘦的吃

類別	脂肪含量較高的食物	可取代的低脂食物	相差脂肪量
蛋類	雞蛋（1顆50g）	雞蛋白（1.5顆20g）	4.5g
奶類	全脂鮮奶（1杯240cc）	低脂鮮奶（1杯240cc） 脫脂鮮奶（1杯240cc） 優酪乳（1杯240cc）	4.3g 5.8g 3.7g
	乳酪（1片20g）	低脂乳酪（1片20g）	0.3g
豆類	三角油豆腐（小3個，85g）	傳統豆腐（4格，100g）	11.6g
	麵筋泡（30粒，45g）	豆腐皮（濕1片，37g）	8.0g
	臭豆腐（2塊，100g）	傳統豆腐（4格，100g）	3.6g

※資料來源：財團法人台灣癌症基金會

油脂類懂得吃，抓住祕訣不怕胖！

加了油脂的料理雖然好吃，卻容易變胖；完全不碰油，只要一下下就會感覺肌膚變老，油脂要吃得巧可不簡單！

認識油脂特性

油脂經過加熱可以提升食物的風味和質感，利用油煎或油炸更可以讓食物烹調時間縮短而保留風味，所以油炸過的食物總是很好吃。

此外油脂也能提供飽足感，因為它會讓延長食物停在胃裡的時間。不過油脂的熱量卻比醣類（碳水化合物）、蛋白質高很多，因此攝取過量容易變胖。

飲食中的油脂來源，可概分成植物性油脂與動物性油脂，二者熱量都是每1克有9大卡，但是脂肪酸型態可不太一樣。

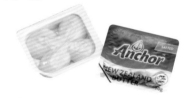

◎脂肪種類來源與健康關係

脂肪種類	與健康關係	來源
飽和脂肪	不易被分解消耗，容易積存在體內，增加膽固醇，令人肥胖的元兇	· 動物油（豬油、牛油） · 植物油中的棕櫚油、椰子油 · 肉類 · 全乳製品
多元不飽和脂肪	既可降低壞膽固醇，也能降低好膽固醇	· 植物油中的玉米油、葵花油 · 魚類、堅果、醬油
單元不飽和脂肪	可降低壞膽固醇，維持或提高好膽固醇，屬於有益人體健康的脂肪	· 植物油中的橄欖油、花生油 · 花生、橄欖

聰明低脂吃法

- **數據化**：既然要控制油脂攝取量，先抓出實際的數字，再根據數字控油，一定用量匙而非目測，實際掌握油的添加量。

  每1茶匙是5克，依照表中的數據，想將每日總熱量控制在1200大卡的人，每天總共只能攝取10克油脂，當然要錙銖必較。

每日總熱量	1200大卡	1400大卡	1600大卡	1800大卡	2000大卡
可攝取油脂類	2茶匙	3茶匙	4茶匙	5茶匙	6茶匙

- **選擇優質油脂**：既然油脂不能過量，更要講究攝取脂肪的品質，不論是涼拌或炒、煎，選擇適當的油品。
- **善用替代物**：可以用香草或天然食材來增添食材的風味，減少用油量。
- **增加取油的難度**：算是間接省油法，刻意把油品和烹調用的調味料整齊收納到櫃子裡，自然降低用油的機率，在取用時還可以再次斟酌用量。
- **去油小祕訣**：市售罐頭高湯內的油脂也不少，不妨在使用前，將罐頭倒置數小時，再反過來打孔，高湯液體會先流出，只要在油流出時停止，也可以減少攝取許多其中的油脂。

依照烹調需求選擇合適的油

以往家庭料理常是一種油品用到底，不管煎煮炒炸，但是油品不同，特性也不同，選擇適合的油，比較不至於增加身體的負擔。例如對心血管疾病預防比較有幫助的多元不飽和脂肪酸油品，經過高溫加熱後，容易因過氧化反應而產生自由基，反而不好；需要「高溫油炸」時，應選用飽和脂肪酸較多、不飽和脂肪酸較少的油脂，例如動物性油脂。不過想要減重的人真的還是不吃油炸品比較好。

◎烹調有手藝，用油也要有一套

烹調方式	使用油品建議	油脂特性	來源
涼拌、與熟食相拌	涼拌用橄欖油、麻油、花生油、苦茶油等	含單元及多元不飽和脂肪酸，燃煙點較低	橄欖油→降低乳癌發生
快炒	橄欖油、茶花油、葵花油、紅花籽油、玉米油、黃豆油等	含單元及多元不飽和脂肪酸，燃煙點較高	避免重複油炸而容易造成油脂裂變
煎、炸	動物性脂肪（如豬油、奶油等）及椰子油	高飽和脂肪酸、高燃煙點，比較適合高溫烹調	飽和脂肪酸含量較高→可能增加乳癌、結腸癌、直腸癌、攝護腺癌、肺癌的發生

堅果類的健康攝取原則

最新版《每日飲食指南》草案中，增列了之前沒有的堅果（核果）種子類，並建議每天吃一份，顯示堅果的營養價值益受重視。

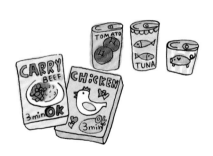

堅果力量大，現代人的健康好幫手

據研究，堅果類富含維生素E、單元不飽和脂肪酸、蛋白質、鋅、鎂等營養素，具有抗氧化、活化頭腦、降血脂、助消化、預防便祕等作用，並有助於防治心血管疾病、高血壓等多種慢性疾病，對耗腦力的現代人而言是極佳的優質食物。不過，堅果類油脂含量高，需小心以免攝取過量。

一份堅果是多少？

建議每天攝取一份堅果，一份為1茶匙，含5克脂肪，約62大卡，以實體份量來說，大約是腰果7粒或開心果15粒、南瓜子40粒、花生18粒。

不過量的堅果聰明吃法

- **避免當零食**：堅果類油脂含量很高，又多半具有好嚼的特性，容易被當作零食，最好避免在看電視、聊天時吃，免得不知不覺就攝取過量了。
- **挑選低脂烘焙者**：盡量選不加鹽、

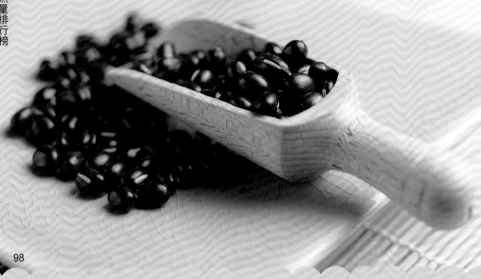

糖、蜜、糖炒、油炸方式處理的堅果，例如生烤或水煮的熱量比較低，也比較健康。

- **體積太小要小心份量**：芝麻體積很小，熱量、脂肪卻不少，算是具有隱形脂肪的堅果類食物，雖然對身體有益，仍須適量攝取，可以固定份量後碾碎再吃。

- **切碎可避免一次吃太多**：體積較大的堅果，例如腰果、杏仁果、核桃，常做為佐菜配料，可以切成細小碎末再加，能自然減少攝取量。

因應現代國人健康需求的最新營養指南

衛生署委託台灣營養學會修訂《每日飲食指南》專業版（草案）於民國98年6月3日發布，並發表民國93～97年的最新全國營養調查分析報告，以針對現代人的健康問題，提出更好的飲食建議。

◎最新專業版《每日飲食指南》草案的營養攝取重點

族群	成年女性	成年男性	50歲以上男性	19～50歲男性	19～50歲男性
活動強度	活動度低	活動度低	少量運動	少量運動	每天運動
需求熱量	1500大卡	1800大卡	2000大卡	2200大卡	2500大卡
食物類別	需求份數				
全穀根莖類	9	11	12	13	15
豆魚肉蛋類	4	5	6	7	8
低脂奶類	1.5	1.5	1.5	1.5	2
蔬菜類	3	3	3.5	4	5
水果類	2	3	3.5	4	4
油脂與堅果（核果）種子類	5	6	6	7	8

※資料來源：台灣營養學會

說明：
◎油脂每一份是1茶匙，每天都要攝取1份堅果類，如芝麻、花生。
◎五穀根莖類改為全穀根莖類，每天3餐有1餐最好是未精製雜糧飯或全麥麵包。
◎奶類改為低脂奶類。
◎蛋豆魚肉類攝取順序改為豆魚肉蛋類，先攝取植物性蛋白質，魚、禽類優於家畜肉類。
◎蔬果選當令、多樣性，避免農藥。
◎不攝取過多熱量、避免含糖飲料少鹽漬食物，飲酒不過量。

調味料提味妙，避開陷阱有方法！

各式各樣的調味料就像魔法師一樣，可以讓食物變得更好吃，不過有些調味料的熱量也不低，使用上要多加注意。

從調味料著手，事半功倍

如果仔細觀察，就可以了解，不少調味料都是高油高熱量的原料所調配，甚至添加不少人工添加物或防腐劑。加了調味料之後的食物，一旦再誘發食慾而吃下更多高熱量高油脂的大餐，也難怪怎麼吃都胖了！

只要稍稍調整選擇調味料的原則，不但可以美味加分，身體更可以輕鬆無負擔！

調味料快瘦吃法

- 減少用砂糖調味的機率：有些人做菜時怕死鹹（味道偏鹹），習慣加砂糖調味，無形中增加糖的攝取量，盡量避免。
- 少用熱量高的調味品：外食中的百元熱炒店為了用重口味吸引顧客，有不少菜都加沙茶醬拌炒，不過，沙茶醬、芝麻醬、沙拉醬、滷肉汁等調味品都含高油脂，減重者在烹調時應該避免。
- 善用水果及調味性蔬菜：在廚房醒目的地方，擺放水果與調味性蔬菜，例如洋蔥、辣椒、蔥、薑、大蒜、香菜、羅勒、迷迭香、檸檬、蘋果等，隨時可用以入菜，取代人工製造的調味料。
- 善用香料及無油調味料：與其用沙茶醬、豆瓣醬、辣椒醬等脂肪含量較高的調味醬，不如用白醋、胡椒、芥末、醬油、鹽等無油調味料，或是搭配花椒、八角、枸杞、

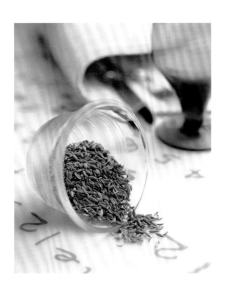

當歸、人參等香料或中藥材增添食物的風味。

- 自製低脂美乃滋：市售美乃滋的熱量較高，可以參考日本人的做法，在家用脫脂優酪乳加少許橄欖油、檸檬汁、胡椒粒、鹽做成爽口低脂沙拉醬，或是用脫脂優格加白味增、芥末1小匙拌勻後，拌蔬菜食用，可以降低不少含油量。

- 適量用無油的醋：以穀類或水果發酵的天然醋，可以促進脂肪代謝，長期飲用有助於降血脂，也可以用來搭配蔬菜或涮肉食用，美味又不必擔心增加熱量。

- 善用檸檬自製天然醬汁：有些沙拉油醋醬雖然比美乃滋低脂，看起來油量也不少，不妨用清香的檸檬取代熱量較高的美乃滋，為生菜沙拉調味。此外將新鮮檸檬與洋蔥碎末、蕃茄碎末、鹽少許拌勻，做成天然沾醬，搭配沙拉、麵包也是不錯的方式。

- 節制鹽的使用：攝取過多鹽分時，水分代謝會受影響，看起來虛胖，而且會不自覺地提高其他調味料的用量，增加多餘的熱量。

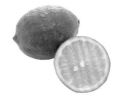

NG吃法➔蜂蜜、黑糖無限量

之前人氣很旺的黑糖和蜂蜜，很多人以為嚐起來沒那麼甜，而且感覺上好像比較健康，不會令人發胖，所以可以取代蔗糖、砂糖，多吃也沒關係？這絕對是誤解，蜂蜜和黑糖雖然有助消化，過量攝取還是會讓人變胖喔！

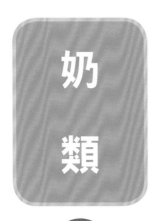

奶類

第1名
高鐵高鈣脫脂牛乳

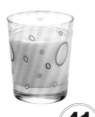

脂肪0.2g
100g約0.41杯

41 Kcal

第2名
脫脂牛乳

脂肪0.3g
100g約0.41杯

42 Kcal

第3名
低脂牛乳

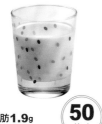

脂肪1.9g
100g約0.41杯

50 Kcal

第4名
低脂保久乳

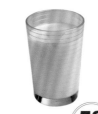

脂肪1.9g
100g約0.41杯

53 Kcal

第5名
機能優酪乳

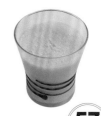

脂肪0.2g
100g約1/2瓶

57 Kcal

第6名
全脂牛乳

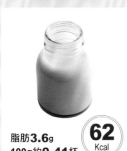

脂肪3.6g
100g約0.41杯

62 Kcal

第7名
全脂保久乳

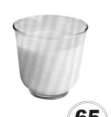

脂肪3.5g
100g約0.41杯

65 Kcal

第8名
養樂多

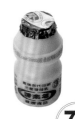

脂肪1.2g
1瓶約100毫升

73 Kcal

第9名 優酪乳

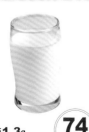

脂肪 **1.3**g
100g約 **0.41**杯

74 Kcal

第10名 新鮮乳酪

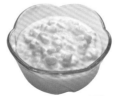

脂肪 **2.3**g
100g約 **1/2**碗

90 Kcal

第11名 起司片（全脂）

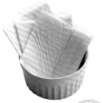

脂肪 **21.2**g
100g約 **4.3**片

298 Kcal

第12名 乳酪

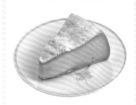

脂肪 **28.5**g
100g約 **1/3**碗

321 Kcal

第13名 低脂奶粉

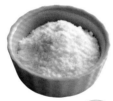

脂肪 **12**g
100g約 **12**湯匙

424 Kcal

第14名 果汁調味奶粉

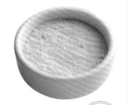

脂肪 **11.4**g
100g約 **13**湯匙

426 Kcal

第15名 羊奶粉

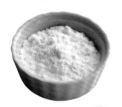

脂肪 **28.6**g
100g約 **13**湯匙

505 Kcal

第16名 全脂奶粉

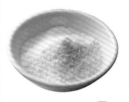

脂肪 **28.7**g
100g約 **13**湯匙

507 Kcal

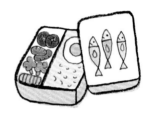

蛋類

第1名 雞蛋白

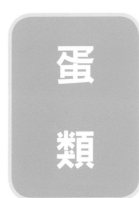

脂肪**0**g
100g約**3**個

36 Kcal

第2名 黃金蛋

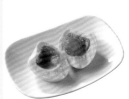

脂肪**9.82**g
100g約**1.7**顆

140 Kcal

第3名 雞蛋

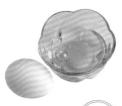

脂肪**9.9**g
100g約**1.5**顆

142 Kcal

第4名 鵪鶉蛋

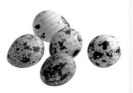

脂肪**12.9**g
100g約**10**顆

169 Kcal

第5名 鹹鴨蛋

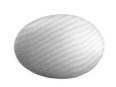

脂肪**12.3**g
100g約**1.6**顆

176 Kcal

第6名 生鹹蛋

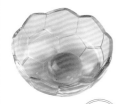

脂肪**14.7**g
100g約**1.4**顆

181 Kcal

第7名 雞蛋黃

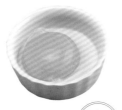

脂肪**29.3**g
100g約**5.8**個

335 Kcal

第8名 鹹鴨蛋黃

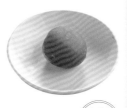

脂肪**50.4**g
100g約**10**個

548 Kcal

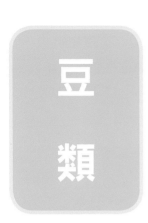

毛豆

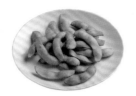

脂肪**1.8**g
100g約**30**個

70
Kcal

傳統豆腐

脂肪**3.37**g
100g約**1 1/4**塊

88
Kcal

豆乾

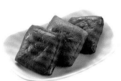

脂肪**8.5**g
100g約**1/2**碗

160
Kcal

黑豆

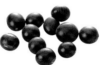

脂肪**11.6**g
100g約**1/2**碗

371
Kcal

黃豆

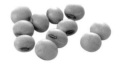

脂肪**15**g
100g約**1/2**碗

385
Kcal

黃豆粉

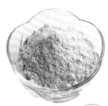

脂肪**17.4**g
100g約**1/2**碗

456
Kcal

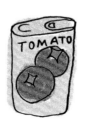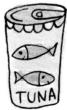

油脂類

第1名 鮮奶油
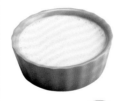
脂肪**2.4**g
10g約**2**湯匙
28 Kcal

第2名 植物性奶油
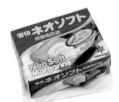
脂肪**7.14**g
10g約**1.5**塊
65.7 Kcal

第3名 動物性奶油
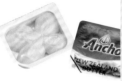
脂肪**7.18**g
10g約**1**湯匙
67.9 Kcal

第4名 苦茶油
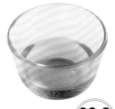
脂肪**10**g
10g約**1**湯匙
88.2 Kcal

第5名 芥花油
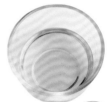
脂肪**10**g
10g約**1**湯匙
88.3 Kcal

第6名 葵花油
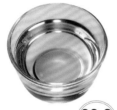
脂肪**10**g
10g約**1**湯匙
88.3 Kcal

第7名 花生油
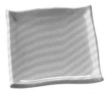
脂肪**10**g
10g約**1**湯匙
88.3 Kcal

第8名 大豆油
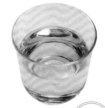
脂肪**10**g
10g約**1**湯匙
88.3 Kcal

第9名
香油
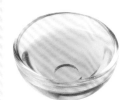
脂肪**10**g
10g約**1**湯匙
88.3 Kcal

第10名
麻油
脂肪**10**g
10g約**1**湯匙
88.3 Kcal

第11名
橄欖油
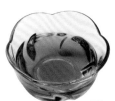
脂肪**10**g
10g約**1**湯匙
88.4 Kcal

第12名
葡萄籽油
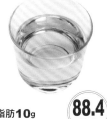
脂肪**10**g
10g約**1**湯匙
88.4 Kcal

第13名
豬油
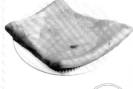
脂肪**10**g
10g約**1**湯匙
88.8 Kcal

第14名
雞油
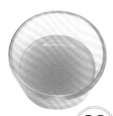
脂肪**10**g
10g約**1**湯匙
89 Kcal

第15名
清香油
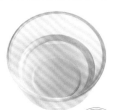
脂肪**10**g
10g約**1**湯匙
89.3 Kcal

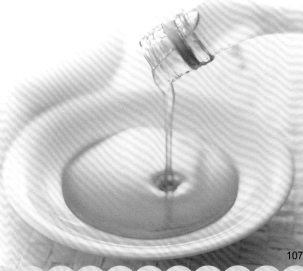

堅果類

第**1**名
杏仁粉

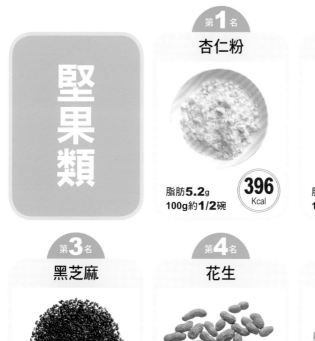

脂肪5.2g
100g約1/2碗

396 Kcal

第**2**名
花生粉

脂肪39g
100g約1/2碗

538 Kcal

第**3**名
黑芝麻

脂肪47.2g
100g約1 1/2碗

545 Kcal

第**4**名
花生

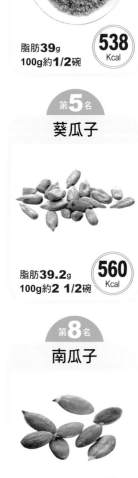

脂肪43.2g
100g約1碗

553 Kcal

第**5**名
葵瓜子

脂肪39.2g
100g約2 1/2碗

560 Kcal

第**6**名
腰果

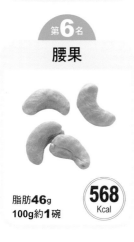

脂肪46g
100g約1碗

568 Kcal

第**7**名
芝麻

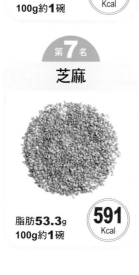

脂肪53.3g
100g約1碗

591 Kcal

第**8**名
南瓜子

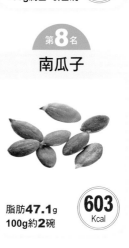

脂肪47.1g
100g約2碗

603 Kcal

第9名
開心果

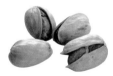

脂肪55.2g
100g約2碗

653 Kcal

第10名
杏仁果

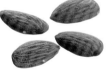

脂肪57.5g
100g約1/2碗

664 Kcal

第11名
松子

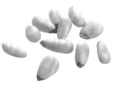

脂肪70.5g
100g約1碗

683 Kcal

第12名
核桃

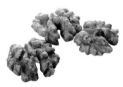

脂肪71.4g
100g約2碗

685 Kcal

第13名
夏威夷火山豆

脂肪76.8g
100g約1/2碗

770 Kcal

PART 5

堅果類排行

調味粉類

第**1**名
鹽
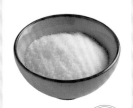
脂肪**0**g
10g約**1.7**茶匙
0 Kcal

第**2**名
竹鹽
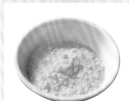
脂肪**0**g
10g約**2**茶匙
0.91 Kcal

第**3**名
低鈉鹽
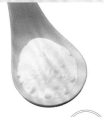
脂肪**0**g
10g約**2**茶匙
1.1 Kcal

第**4**名
味精
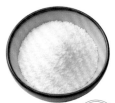
脂肪**0**g
10g約**2**茶匙
25 Kcal

第**5**名
鮮雞精
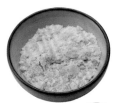
脂肪**1.01**g
10g約**2**茶匙
26.5 Kcal

第**6**名
胡椒粉（白胡椒粉）
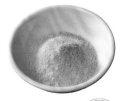
脂肪**0.11**g
10g約**2**茶匙
29.8 Kcal

第**7**名
雞湯塊
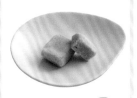
脂肪**2.48**g
10g約**1**個
33.7 Kcal

第**8**名
咖哩粉
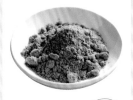
脂肪**1.41**g
10g約**2**茶匙
35.3 Kcal

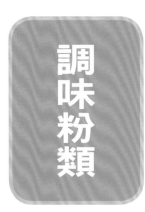

第**9**名

第**9**名 香菇精

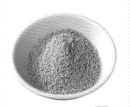

脂肪**0**g
10g約**2**茶匙

37.6 Kcal

第**10**名 高鮮味精

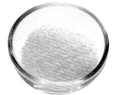

脂肪**0**g
10g約**2**茶匙

39.4 Kcal

第**11**名 七味粉

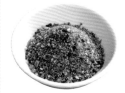

脂肪**1.63**g
10g約**2**茶匙

43.6 Kcal

調味料這麼換，一樣美味滿點！

脂肪含量較高的食物	可取代的低脂食物	相差脂肪量
沙茶醬（1大匙15克）	牛排醬（1大匙15克）	10.8克
豆瓣醬（1大匙15克）	甜辣醬（1大匙15克）	1.2克
義大利肉醬（1大匙15克）	番茄醬（1大匙15克）	2.4克

※資料來源：財團法人台灣癌症基金會

PART 5

調味粉類排行

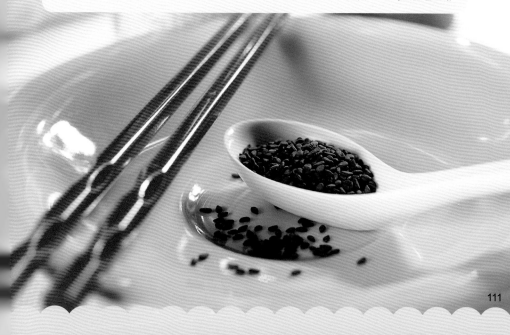

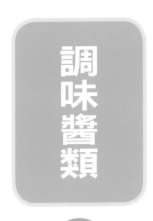

調味醬類

第**1**名
白醋
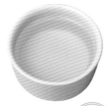
脂肪0g
100g約3/5碗
15 Kcal

第**2**名
魚露
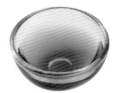
脂肪0g
100g約5.5湯匙
33 Kcal

第**3**名
烏醋
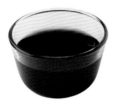
脂肪0g
100g約3/5碗
42 Kcal

第**4**名
蘑菇醬
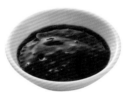
脂肪2.4g
100g約1/2碗
56 Kcal

第**5**名
芥末醬
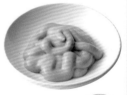
脂肪4.4g
100g約1/2碗
62 Kcal

第**6**名
和風醬油
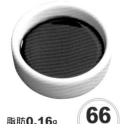
脂肪0.16g
100g約16.6茶匙
66 Kcal

第**7**名
醬油
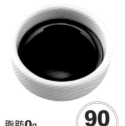
脂肪0g
100g約16.6茶匙
90 Kcal

第**8**名
醬油膏
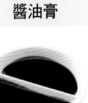
脂肪0g
100g約1/2碗
103 Kcal

第9名
蕃茄醬

脂肪0.1g
100g約1/2碗

110 Kcal

第10名
甜辣醬

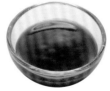

脂肪0g
100g約1/2碗

114 Kcal

第11名
五味醬

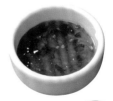

脂肪0g
100g約1/2碗

124 Kcal

第12名
糖醋醬

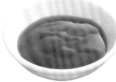

脂肪2.6g
100g約1/2碗

127 Kcal

第13名
黑豆蔭油

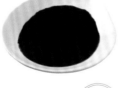

脂肪0g
100g約3/5碗

128 Kcal

第14名
牛排醬

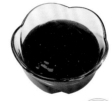

脂肪0g
100g約1/2碗

128 Kcal

第15名
烤肉醬

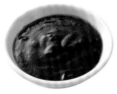

脂肪0.27g
100g約5.5湯匙

146 Kcal

第16名
蠔油

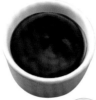

脂肪0.1g
100g約1/2碗

155 Kcal

第17名
豆瓣醬

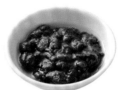

脂肪8.1g
100g約1/2碗

166 Kcal

第18名 甜麵醬

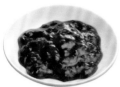

脂肪2.4g
100g約1/2碗

208 Kcal

第19名 巧克力醬

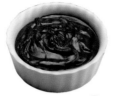

脂肪1.1g
100g約1/2碗

245 Kcal

第20名 果醬

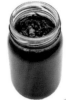

脂肪0.5g
100g約1/2碗

267 Kcal

第21名 煉乳

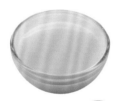

脂肪7.6g
100g約1/2碗

313 Kcal

第22名 油醋醬

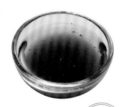

脂肪50.12g
100g約6.25湯匙

450 Kcal

第23名 沙拉醬

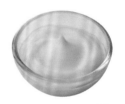

脂肪66.4g
100g約8.3湯匙

635 Kcal

第24名 花生醬

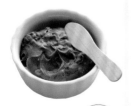

脂肪66.6g
100g約1/2碗

638 Kcal

第25名 沙茶醬

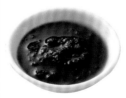

脂肪71.8g
100g約1/2碗

717 Kcal

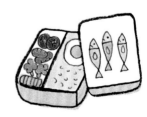

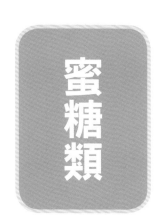

蜜糖類

第1名
黑糖

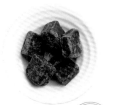

脂肪0g
1湯匙約12g

44 Kcal

第2名
紅糖

脂肪0g
1湯匙約12g

46 Kcal

第3名
砂糖

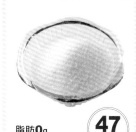

脂肪0g
1湯匙約12g

47 Kcal

第4名
冰糖

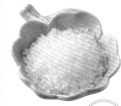
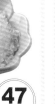

脂肪0g
1湯匙約12g

47 Kcal

第5名
方糖

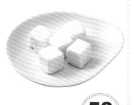

脂肪0g
5小方塊約15g

58 Kcal

第6名
果糖

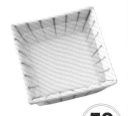

脂肪0g
1湯匙約20g

59 Kcal

第7名
蜂蜜

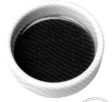

脂肪0g
1湯匙約20g

63 Kcal

第8名
麥芽糖

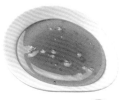

脂肪0g
1湯匙約24g

78 Kcal

PART 6
外食區
熱量排行榜

外食可以說是致胖的最大癥結點，
處處隱藏著閃避不及的肥膩陷阱，
本篇將讓這些討厭的外食地雷大現形，
讓你看清楚，怎麼吃可以既美味又苗條！

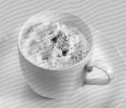

118　外食地雷多，怎麼吃最安全？

120　中式餐宴皆美食，享瘦低脂有技巧！

122　外食族一天三餐，低脂攻略教戰！

124　西餐午茶多變化，陷阱千萬要注意！

126　中式麵館主食類排行

130　中式麵館附餐類排行

132　中式快餐便當類排行

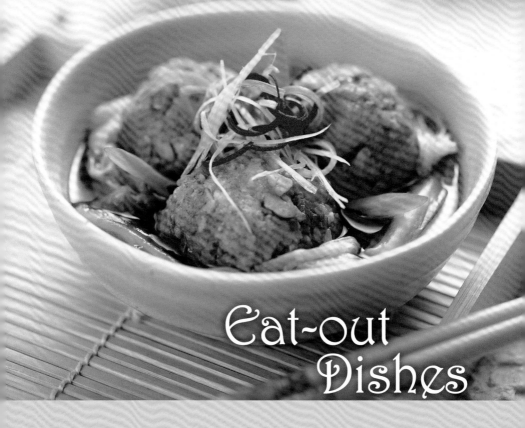

Eat-out Dishes

135	中式餐廳熱炒類排行		166	新式早餐類排行
139	中式清蒸冷盤類排行		170	特色小吃類排行
142	中式餐廳燒燴類排行		172	麵攤小吃類排行
146	中式餐廳煎烤炸類排行		176	零嘴小吃類排行
149	中式餐廳湯品類排行		179	西點麵包類排行
151	中式加工火鍋料類排行		181	西點蛋糕類排行
154	義式料理類排行		183	特調茶飲類排行
157	日式料理類排行		186	蔬果汁類排行
160	美式速食類排行		188	甜品‧調飲類排行
163	傳統早餐類排行		191	咖啡類排行

外食地雷多，怎麼吃最安全？

在外用餐，省卻自己下廚，本來也是件樂趣多多的事，但是外食為了顧及美味，要想符合低熱量、健康飲食，還真有點難。

外食的3大地雷區

外食地雷 1 除了油還是油

為了吸引食客，外食餐點的烹調很容易就過於油膩，導致熱量偏高，例如常見的烹調方式：油炸，特別誘人，而且外食也常有許多不易被顧客察覺的隱形脂肪，很難避開，像是外帶的白飯或羹湯通常會加入些許的油，讓亮晶晶的飯看起來更可口、羹湯吃起來更美味，這些都是額外增加的熱量。

外食地雷 2 重口味

口味越來越重的背後，就是調味料越用越多，偏鹹、偏辣、偏酸、偏甜，說也奇怪，口味越重，排隊的人潮還往往不少！外食的調味料、味精增加，長此以往，容易造成飲食中鈉含量過高，增加身體負擔。

外食地雷 3 菜色局限多

外食當然不比自家料理時，在食材及健康需求上特別下功夫，受限於成本、大量烹調、快速烹調、美觀等因素，菜色選擇性較少，長期外食，容易造成營養不均衡的問題，此外，也可能因為工作地點或離家近等地緣關係，外食內容固定，無形中造成偏食，最好有意識地去變換菜色或用餐範圍。

外食族吃簡餐，有哪些選購祕訣？

外食容易營養不均衡，或是份量感覺不多，熱量卻很高，在外享受美食

的同時，也要記得提醒自己飲食的低脂原則喔！

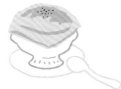

簡餐怎麼吃？

避免以炸物或燴羹類食物為主菜的餐點，避免攝取過多油量、澱粉類，多選清蒸類如清蒸魚之類的餐點，也可備一碗清湯，將菜餚過一下清湯再吃。

若可選配菜，應多選擇纖維、水分含量高的食物，例如小黃瓜、蕃茄、蒟蒻等，纖維遇水容易膨脹，可以增加胃的飽足感，能減少食物的攝取量。此外，動物皮層的油脂含量不低，特別是雞皮、鴨皮，最好去除後食用。

麵食怎麼吃？

- 和同事、同學一起吃麵、米粉等小吃時，不妨多點幾份青菜，同時請店家少放一些肉醬或滷汁。
- 吃麵時少點會用到勾芡的燴／羹種類的品項。
- 吃麵時不要加太多麻油、香油、油蔥酥或肉燥。
- 麵湯不要喝光，湯頭可能含有過量的油脂與鹽分，將湯喝淨，不僅容易攝取過多熱量，還會因為口渴嘴油，勾起喝飲料的慾望。

特調茶飲怎麼吃？

- 喝珍珠奶茶或豆花粉圓時，宜選大顆的珍珠，增加咀嚼的時間，避免短時間內喝完。
- 請商家減糖，減到原用量的50%，甚至30%更好。有些店家和一般使用糖的基礎量不同，可能比較甜，例如A店家的半糖用量，幾

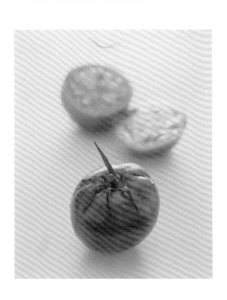

乎是B店家的全糖用量。如此在購買的時候雖然覺得自己點的是七分糖，比較心安，但其實已經在不知不覺中攝取了太多糖，要小心。另外有些珍珠或粉圓製作時會加糖一起煮，本身比較甜，可以請店家將飲料改成無糖或是減糖。

中式餐宴皆美食，享瘦低脂有技巧！

參加喜宴、朋友聚餐，總容易讓人胃口大開，就算已經飽了，也很容易在喝酒聊天中，愈吃愈多……Stop！快來惡補一下低脂外食技巧吧！

吃得過飽過撐，不僅肚子難受，更要付出進食過量、營養失衡、影響健康的代價，根本得不償失、真正掃興。首先就應建立適量為贏、青山永在的觀念！就是因為聚餐歡宴、享受美食很愉快，所以才更需要健康的身體啊！

少吃堅果類

正式上菜前桌上擺的花生、瓜子與冷盤中的核桃、腰果，都盡量不要吃。這類食物含有高油脂、高熱量，卻以一顆顆、一粒粒的零嘴型態呈現，十分容易因為解饞、打發時間，一下子吃下太多。隨便吃一把瓜子，可能就吸收了10公克左右脂肪，佔一天脂肪建議攝取量的1/4到1/7，瓜子連前菜都不算，後面的菜還吃不吃

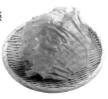

呢？真的餓了，盡可能選海帶、泡菜等低熱量食物取代較好。

蔬菜多多益善

美食當前，很難不受誘惑，不過肚子一飽，再美味也會打一些折扣，可以讓自己少吃一點。出門前可先吃些含高纖維的蔬菜，提高飽足感，宴會時自然會少吃。用餐時先吃、多吃主菜的配角，例如生菜、青江菜這類用做盤飾的菜，並將有湯汁勾芡的蔬菜滴乾，盡可能減少攝取脂肪。

別碰勾芡惡魔

含有大量太白粉與油的勾芡類食物，例如鮑魚羹、魚翅羹，可說是喜

宴的必備餐餚，但是它液態好吸收的特性，也讓它成為易隱藏過多油脂的危險食物，應盡量少吃。不然應先將瀝乾湯汁後再吃。另外，更不要以湯汁泡飯，因為食物濃縮湯汁中包含了大量的脂肪，不太需要咀嚼的湯飯更容易不小心多吃，脂肪攝取也會直線攀升。

高油烹調與高脂美食少吃

高油烹調的食物像五更腸旺、佛跳牆，高脂肪量食物如紅燒獅子頭、碎肉丸等，這類食物除了本身脂肪量高，為了味美，烹調時使用大量的佐配料，因此會累積更多脂肪，應該少吃。可以多選擇清蒸魚鮮、冷盤或清燉的菜餚食用。如果湯或菜可以看到明顯浮油，應該撈去浮油再用。有些菜餚經熱開水涮過，能減少油脂、鹽分與味精量，而不減原來美味，此時可向服務員要杯熱開水來涮，享受吃的滿足。另外，像是甜鹹點等油炸食品或點心，也應盡量避免，或利用點心易帶的特性，直接打包。

不必每道菜都吃

如果每道菜都吃，很容易攝取過多的肉類，可以每兩道菜挑一種較喜歡吃的來品嚐就好。選擇吃起來耗時間，而且進食量不多的食物，例如：

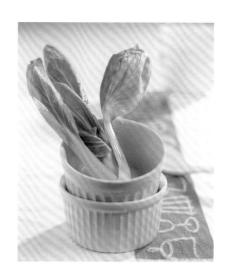

多骨的肉類、螃蟹等，像雞、鴨肉就選擇骨頭較多的部分來吃，因為去骨後，實際上吃到的量自然較少，如螃蟹，去殼後堆滿一大盤，吃到的肉通常是比一口雞湯肉還少，如此肉既可吃得少，也能得到滿足感。

以茶代酒

各種酒類含的熱量也不低，每一公克酒精，含熱量7大卡，甜酒熱量尤高，最好能以茶或其他飲料代酒。飲料宜選用不含糖的茶或白開水最好，也可以選用添加代糖的碳酸飲料類，遇到不喝酒不行的狀況，就多加冰塊稀釋酒精含量，能不乾杯就不要乾，若是新郎喜宴敬酒，可用麥茶，或請長輩擋酒，盡量避免同輩起鬨勸酒，飲酒過量。

外食族一天三餐，低脂攻略教戰！

三餐都在外面吃，有時反而會不知道想吃什麼，或怎麼吃才健康，別煩惱了，以下列舉一天三餐低脂飲食範本，提供參考。

三餐的低脂飲食攻略

早餐 增加蔬果份量

早餐可以選擇有蔬菜、水果的漢堡或三明治，或請店家多放幾片生菜在裡面，能增加飽足感，不攝入過多熱量，同時少塗抹美乃滋，以胡椒鹽、優格取代，降低攝取過多的糖類與脂肪。麵包方面，選擇選擇高纖維全麥麵包、麥片、吐司最佳，也可以高纖維餅乾等穀類食品當作主食。若吃的是中式清粥小菜，可多點一份蔬菜。

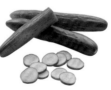

午餐 速食店吃法

就算到速食店吃午餐也別太煩惱，重點是先點配餐的玉米。玉米美味、有飽足感，其熱量和速食店中的其他主食、甜點相比，又算是比較低的一種，如果飲料再

選黑咖啡或不含糖的茶類，避開乳製品、果汁、可樂，熱量控制在500大卡以內應該辦得到。

如果是吃雞塊、配飲料的組合，記得剝掉炸雞外層酥脆的雞皮與麵衣，胡椒鹽適量使用，或滴點檸檬汁佐味即可，減少沾醬的使用量。注意，最好不要吃薯條。

晚餐 均衡攝取營養

晚餐吃自助餐很普遍，為了達到營養的均衡攝取，應注意菜色搭配，最好每天都能變換組合。取菜盡量用夾子取代杓子，防止攝取菜中過多的鹽分、油脂。點菜時，可要求店家將

菜與飯分開，以免菜汁混入白飯，吃飯時，以筷子或湯匙將菜品略為擠壓菜，以去除過多含油的菜汁。

另外，餐廳內附送的紅茶飲料少喝，最好用簡便容器自備水果，搭配用餐。若是外帶餐盒，附贈的飲料可以不喝或酌量飲用，因為光一小瓶養樂多就有70大卡（一碗飯約280大卡），不可不慎。

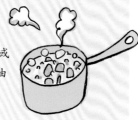

火鍋暖湯太迷人，陷阱都在裡面！

一到冬天，晚上多半很難抗拒吃火鍋、喝熱湯的慾望，以火鍋熱湯清涮食材，由於少了煎炒、多用佐料的烹調方式，是較為健康的飲食方法。但隨著湯頭、沾料、火鍋料的不同選擇，也可能不小心就攝取了過量的脂肪喔！

以蔬菜湯頭取代大骨湯頭

以大骨熬煮的火鍋湯頭最普遍，含脂量也最高，可以用白蘿蔔、白菜、高麗菜等蔬菜或用蝦米代替煮湯，或選用昆布湯頭。如果用骨頭熬湯，則需要撈去湯上浮油後，再食用鍋料與湯汁。

以魚雞肉取代牛豬肉火鍋料

火鍋料以魚、花枝等海鮮或雞肉等含脂量較低的肉類為主，牛肉、豬肉、羊肉淺嚐少吃，但需小心海鮮也含膽固醇，仍不宜攝取過量。

少吃餃丸加工火鍋料

加工火鍋料例如魚餃、蛋餃、燕餃、貢丸等，通常脂肪含量高，最好盡量不吃，可多選擇熱量低的食品像蒟蒻、蔬菜，增加纖維的攝取量。

以醬油沾食，少用沙茶沾料

火鍋沾料如沙茶醬、蒜茸醬、甜辣醬、花生醬、芝麻醬等所含脂肪較高，宜盡量減少用量並避免再添加蛋黃，沙茶醬可先把上層油脂倒掉再用，另外加入醋、大蒜、蔥、香菜、檸檬、薑、九層塔等香料提升風味，或只用醬油或蘿蔔泥沾食即可，少用沙茶醬等含油量高的佐料。如果是麻辣鍋，因為鍋料口味已重，直接沾醋即可，不必再用其他重口味的沾料了。

西餐午茶多變化，
陷阱千萬要注意！

一般西餐多含前菜、湯、主菜、甜點，若不注意，很容易攝取過量的脂肪，不過，只要運用一些簡單的技巧，也能健康享受西餐的美味。

主食 以馬鈴薯、小餐包為主

以烤馬鈴薯（少酸奶油、奶油與培根）、小餐包或法國麵包(不加奶油或果醬)或通心麵、米飯作為主食來源，盡量少吃含油脂量較高的大蒜麵包、牛角麵包與炸薯條。

主菜類 以烤海鮮、雞肉為主

改以海鮮、雞肉類取代牛排，並選用以烤法為主的烹調食物。海鮮、雞肉類因為份量較少，含油量較少，所以是較佳的選擇，例如選擇以雞、魚或豆類、米為主材料的主菜，像西班牙海鮮飯、墨西哥雞肉烤餅、香烤魚等等。牛排量大、脂肪含量高，每週攝取量應以1次為限。烹調肉類，以用油最少的烤法最好，不宜選擇焗或油炸的烹調方式。

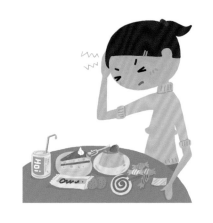

另外，以奶油、乳酪做為材料的主菜也宜避開，可從菜名判斷，例如「白汁」通常就是奶油汁，「焗」則表示將奶油或起士加入烹調，「派」則是酥皮，主菜中以奶油、乳酪（起士）等材料或以焗方式烹調的菜餚，一般都含有較高的脂肪量，例如燴奶油蝦仁炒飯、焗雞派、乳酪洋蔥湯、

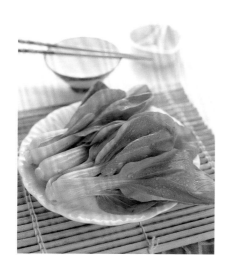

起司蒸魚、奶油雞肉青花菜、奶油焗海鮮麵等，應盡量避免點用。

湯汁類　避免濃湯

西餐的湯一般分為濃湯和清湯兩種，製作濃湯時以大量麵粉與牛油（或奶油）相混調製而成，含有極高的脂肪量，所以應該盡量選擇清湯，若喝濃湯就只喝一、兩口嚐嚐味道就好；特別要注意的是常見的酥皮濃湯，酥皮脂肪含量極高，應盡量避免點用。

沙拉類　不用沙拉醬

生菜多多益善，能增加飽足感，但不要使用沙拉醬。調味用的沙拉醬大部分是蛋、油、糖調製而成，所以已經調好味的生菜沙拉含脂量高，最好少選；可用醋、檸檬汁調製的醬汁代替沙拉醬，或選擇少量的義大利式沙拉醬（以少量油、醋、鹽、胡椒調製而成）。如果餐廳僅提供沙拉醬，也可請侍者交代廚房少放，或將沙拉醬放在一旁，不要直接淋在生菜上。

飲料點心類　選無糖飲品

不要點已加入奶精或鮮奶油的飲料（例如奶霜咖啡、冰咖啡、卡布奇諾咖啡、美式咖啡），自己在喝茶或咖啡時也盡量少加奶精或鮮奶油，改用鮮奶、低脂鮮奶或代糖。飲料可選用黑咖啡或不加糖的茶類，不要選果汁與可樂。喝下1瓶含糖果汁不用一分鐘，但它的熱量卻高過1碗飯。再以方糖1顆19大卡來換算，1罐可樂約180大卡，等於吞了10顆方糖的熱量，熱量、甜度都太高了。

點心方面，優先考慮油脂及糖分少的食物，減少吸收油脂與糖分，以新鮮水果或無糖果凍代替精緻食品如蛋糕、小西點。若只有蛋糕，把最上層或夾層中的奶油去掉再吃，一旦吃多了，應增加運動量，用餐後不妨先就近找個公園散步、逛街，以消耗多餘的熱量。

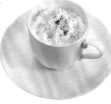

主食類 中式麵館

第1名 小米粥

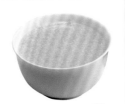

脂肪0.2g
1人份約200g

145 Kcal

第2名 韭菜盒子

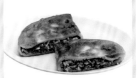

脂肪8.55g
1人份約75g

159 Kcal

第3名 豬肉水餃

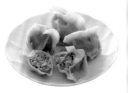

脂肪11g
1人份約125g

255 Kcal

第4名 牛肉湯麵

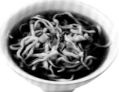

脂肪10.3g
1人份約575g

308 Kcal

第5名 三鮮河粉

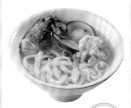

脂肪4.33g
1人份約657g

328 Kcal

第6名 牛肉捲餅

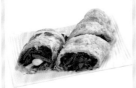

脂肪17.76g
1人份約135g

353 Kcal

第7名 白油抄手

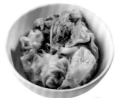

脂肪18.8g
1人份約252g

354 Kcal

第8名 豬肉捲餅

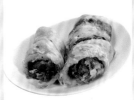

脂肪18.27g
1人份約135g

356 Kcal

第9名 牛肉餡餅

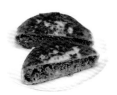

脂肪**14.4**g
1人份約**2**個

370 Kcal

第10名 炸醬麵

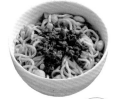

脂肪**12.5**g
1人份約**375**g

385 Kcal

第11名 煎餃

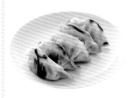

脂肪**27.8**g
1人份約**128**g

390 Kcal

第12名 蝦仁河粉

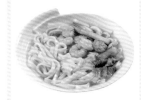

脂肪**7.27**g
1人份約**661**g

391 Kcal

第13名 豬肉餡餅

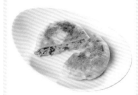

脂肪**15**g
1人份約**2**個

400 Kcal

第14名 涼麵

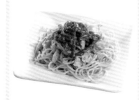

脂肪**14.5**g
1人份約**494**g

402 Kcal

第15名 牛肉細粉

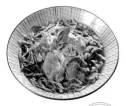

脂肪**3.5**g
1人份約**639**g

425 Kcal

第16名 油豆腐細粉

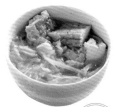

脂肪**5.5**g
1人份約**650**g

430 Kcal

第17名 麻醬麵

脂肪**10.5**g
1人份約**350**g

480 Kcal

第18名
榨菜肉絲麵

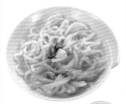

脂肪**4.5**g
1人份約**788**g

486 Kcal

第19名
紅油抄手

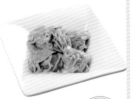

脂肪**33.8**g
1人份約**269**g

489 Kcal

第20名
叉燒包

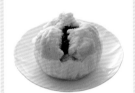

脂肪**8.5**g
1人份約**2**個

525 Kcal

第21名
大滷麵

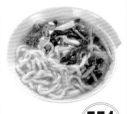

脂肪**13.6**g
1人份約**695**g

551 Kcal

第22名
餛飩麵

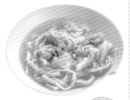

脂肪**14**g
1人份約**600**g

565 Kcal

第23名
排骨麵

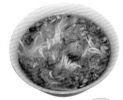

脂肪**17**g
1人份約**450**g

570 Kcal

第24名
牛肉麵

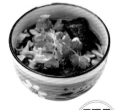

脂肪**10.3**g
1人份約**788**g

575 Kcal

第25名
牛肉河粉

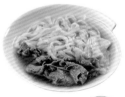

脂肪**17.58**g
1人份約**676**g

580 Kcal

第26名
肉絲炒麵

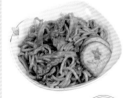

脂肪**16.5**g
1人份約**560**g

650 Kcal

第**27**名

木須炒麵

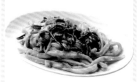

脂肪**22.7**g
1人份約**557**g

681
Kcal

第**28**名

小籠包

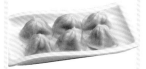

脂肪**52**g
一籠**8**個

808
Kcal

第**29**名

酸辣麵

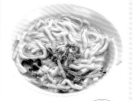

脂肪**48.8**g
1人份約**386**g

888
Kcal

第**30**名

海鮮麵

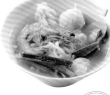

脂肪**16.89**g
1人份約**937**g

895
Kcal

◎每道外食以1人份為計算單位。

附餐類 中式麵館

第1名 韓式泡菜

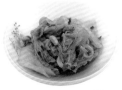

脂肪0.2g
1人份約51g

17 Kcal

第2名 泡菜

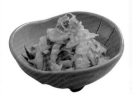

脂肪0.5g
1人份約90g

25 Kcal

第3名 蠔油芥蘭小菜

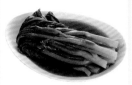

脂肪0.7g
1人份約115g

29 Kcal

第4名 味增湯

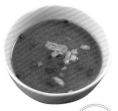

脂肪0.8g
1人份約250g

48 Kcal

第5名 涼拌海帶絲

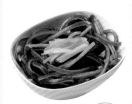

脂肪5g
1人份約70g

55 Kcal

第6名 涼拌小黃瓜

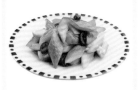

脂肪5g
1人份約115g

60 Kcal

第7名 玉米濃湯

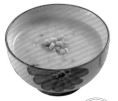

脂肪1g
1人份約180g

80 Kcal

第8名 涼拌菜心

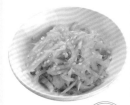

脂肪5g
1人份約80g

80 Kcal

涼拌苦瓜

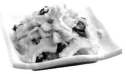

脂肪5g
1人份約80g

80
Kcal

青菜蛋花湯

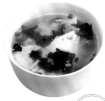

脂肪5.7g
1人份約165g

81
Kcal

第11名

紫菜蛋花湯

脂肪5.7g
1人份約155g

81
Kcal

第12名

青菜豆腐湯

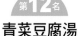

脂肪1g
1人份約165g

81
Kcal

第13名

蛋包湯

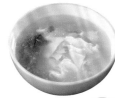

脂肪5.7g
1人份約150g

81
Kcal

第14名

涼拌鳳爪

脂肪8.7g
1人份約120g

121
Kcal

第15名

皮蛋豆腐

脂肪8.5g
1人份約125g

121
Kcal

第16名

酸辣湯

脂肪4.5g
1人份約403g

172
Kcal

第17名

餛飩湯

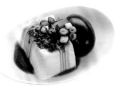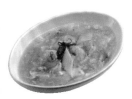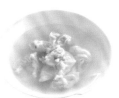

脂肪14.64g
1人份約230g

195
Kcal

PART 6

中式麵館附餐類排行

◎每道外食以1人份為計算單位。

便當類 中式快餐

第1名 滷白菜
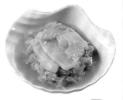
脂肪0.2g
1人份約110g
68 Kcal

第2名 滷筍乾
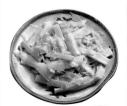
脂肪10.5g
1人份約80g
137 Kcal

第3名 滷豬腳
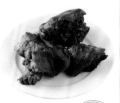
脂肪12.9g
1人份約130g
225 Kcal

第4名 紅槽肉
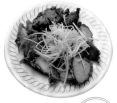
脂肪44g
1人份約90g
478 Kcal

第5名 牛肉燴飯
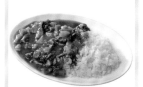
脂肪17.5g
1人份約380g
642 Kcal

第6名 魚排飯
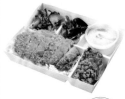
脂肪10.3g
1人份約396g
655 Kcal

第7名 滷雞腿飯
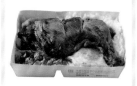
脂肪7.2g
1人份約430g
682 Kcal

第8名 肉絲炒飯
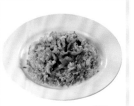
脂肪16.7g
1人份約330g
698 Kcal

第9名 蝦捲飯

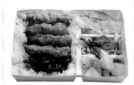

脂肪**20.1**g
1人份約**395**g

700 Kcal

第10名 油雞飯

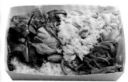

脂肪**21.2**g
1人份約**497**g

724 Kcal

第11名 三寶飯

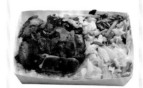

脂肪**20.2**g
1人份約**590**g

735 Kcal

第12名 雞排飯

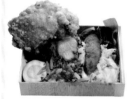

脂肪**18.4**g
1人份約**410**g

745 Kcal

第13名 紅燒扣肉飯

脂肪**25.3**g
1人份約**415**g

755 Kcal

第14名 蝦仁炒飯

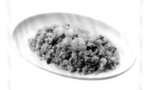

脂肪**19**g
1人份約**432**g

766 Kcal

第15名 烤鴨叉燒飯

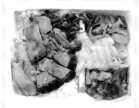

脂肪**22.1**g
1人份約**620**g

780 Kcal

第16名 炸雞腿飯

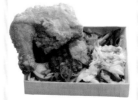

脂肪**22.2**g
1人份約**430**g

800 Kcal

第17名 排骨飯

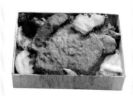

脂肪**24**g
1人份約**400**g

826 Kcal

紅糟燒肉飯

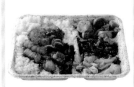

脂肪**22.3**g
1人份約**425**g

850
Kcal

叉燒飯

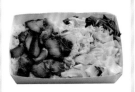

脂肪**15.55**g
1人份約**577**g

851
Kcal

油雞烤鴨飯

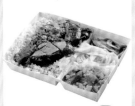

脂肪**30.13**g
1人份約**576**g

858
Kcal

第**21**名

乾炒牛河

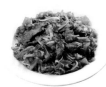

脂肪**21.65**g
1人份約**793**g

907
Kcal

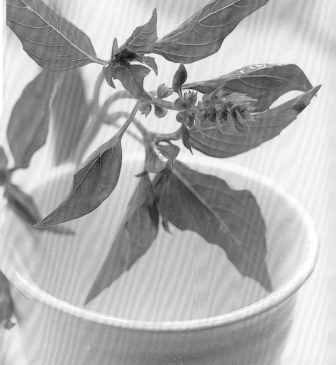

◎每道外食以 1 人份為計算單位。

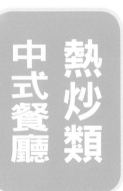

熱炒類
中式餐廳

第1名
炒劍筍

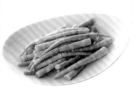

脂肪15g
1盤約300g

210 Kcal

第2名
炒過貓

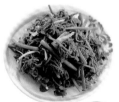
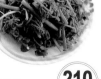

脂肪15g
1盤約300g

210 Kcal

第3名
炒蛤蜊

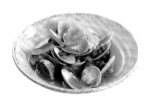

脂肪20g
1盤約300g

210 Kcal

第4名
炒高麗菜苗

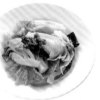
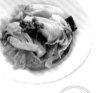

脂肪15g
1盤約300g

210 Kcal

第5名
腐乳空心菜

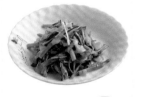

脂肪15g
1盤約300g

210 Kcal

第6名
腐乳高麗菜

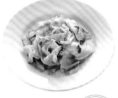

脂肪15g
1盤約300g

210 Kcal

第7名
蝦醬空心菜

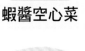

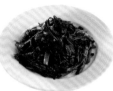

脂肪17.5g
1盤約300g

233 Kcal

第8名
吻仔魚莧菜

脂肪15.5g
1盤約400g

244 Kcal

第9名 麻油川七

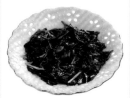

脂肪20g
1盤約300g

255 Kcal

第10名 炒空心菜

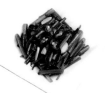

脂肪20g
1盤約300g

255 Kcal

第11名 小魚山蘇

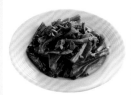

脂肪15.4g
1盤約350g

260 Kcal

第12名 苦瓜鹹蛋

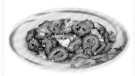

脂肪20g
1盤約350g

285 Kcal

第13名 蛤蜊絲瓜

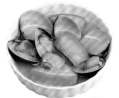

脂肪15g
1盤約350g

315 Kcal

第14名 蘆筍蝦仁

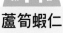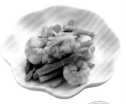

脂肪22.5g
1盤約350g

323 Kcal

第15名 芹菜炒花枝

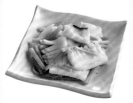

脂肪24g
1盤約350g

350 Kcal

第16名 培根四季豆

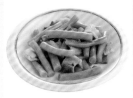

脂肪28.5g
1盤約400g

364 Kcal

第17名 培根高麗菜

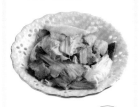

脂肪28.5g
1盤約400g

364 Kcal

第18名 韭黃炒鱔魚

第19名 炒螺肉

第20名 炒海瓜子

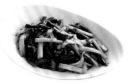

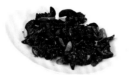

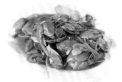

脂肪30g
1盤約300g

385 Kcal

脂肪17.8g
1盤約300g

392 Kcal

脂肪31.2g
1盤約350g

393 Kcal

第21名 蝦仁滑蛋

第22名 宮保雞丁

第23名 炒溪蝦

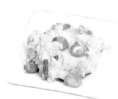

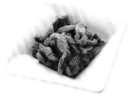

脂肪16.2g
1盤約350g

397 Kcal

脂肪37g
1盤約350g

454 Kcal

脂肪35g
1盤約300g

455 Kcal

第24名 清炒腰花

第25名 炒三鮮

第26名 宮保魷魚

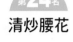

脂肪35g
1盤約350g

460 Kcal

脂肪35g
1盤約300g

480 Kcal

脂肪35g
1盤約300g

520 Kcal

第27名 蠔油牛肉

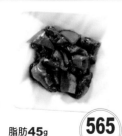

脂肪45g
1盤約400g

565 Kcal

第28名 薑絲大腸

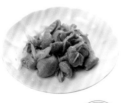

脂肪60g
1盤約300g

675 Kcal

第29名 沙茶牛肉

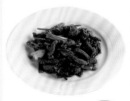

脂肪50g
1盤約400g

680 Kcal

第30名 沙茶豬肉

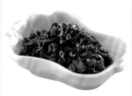

脂肪50g
1盤約400g

680 Kcal

第31名 沙茶羊肉

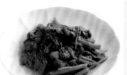

脂肪50g
1盤約400g

680 Kcal

第32名 醬爆雞丁

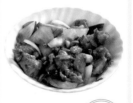

脂肪54g
1盤約350g

710 Kcal

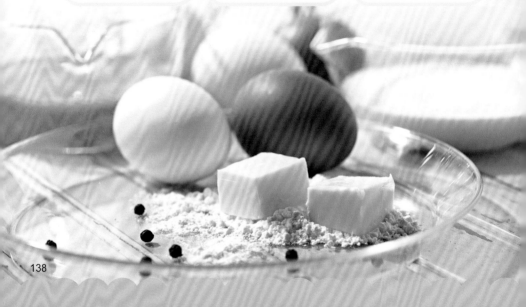

冷盤類
中式清蒸

第1名
醃漬冬瓜

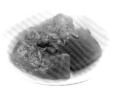

脂肪5.6g
1盤約300g

84 Kcal

第2名
五味生蠔

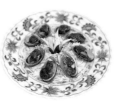

脂肪6.9g
1盤約350g

87 Kcal

第3名
涼拌剝皮辣椒

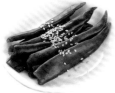

脂肪0.3g
1盤約150g

92 Kcal

第4名
醃漬蘿蔔

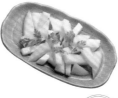

脂肪5.6g
1盤約300g

108 Kcal

第5名
清燙蝦盤

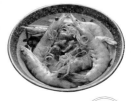

脂肪0.4g
1盤約300g

112 Kcal

第6名
涼拌木瓜絲

脂肪10g
1盤約300g

165 Kcal

第7名
涼拌竹筍

脂肪10g
1盤約300g

165 Kcal

第8名
蘆筍沙拉

脂肪10g
1盤約300g

165 Kcal

第9名

醋溜白菜心

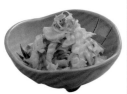

脂肪10g
1盤約300g

165 Kcal

第10名

清蒸鱈魚

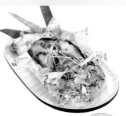

脂肪11.6g
1盤約150g

166 Kcal

第11名

涼拌花椰菜

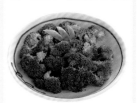

脂肪10.3g
1盤約300g

168 Kcal

第12名

清蒸鱸魚

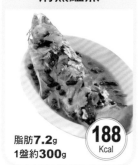

脂肪7.2g
1盤約300g

188 Kcal

第13名

清蒸紅蟳

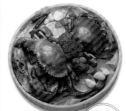

脂肪5.2g
1盤約450g

200 Kcal

第14名

涼拌牛蒡絲

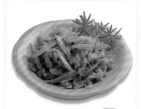

脂肪11g
1盤約150g

224 Kcal

第15名

清蒸石斑

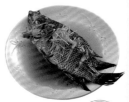

脂肪15.8g
1盤約300g

250 Kcal

第16名

龍蝦沙拉

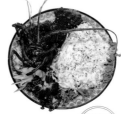

脂肪20g
1盤約200g

252 Kcal

第17名

豆酥鱈魚

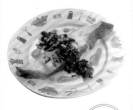

脂肪16.6g
1盤約150g

266 Kcal

第18名
薑絲小捲

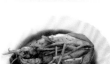

脂肪12.75g
1盤約250g

295
Kcal

第19名
涼拌毛豆

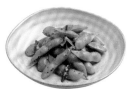

脂肪24g
1盤約180g

300
Kcal

第20名
涼拌蓮藕片

脂肪10.9g
1盤約300g

312
Kcal

第21名
蟹肉沙拉

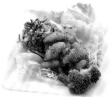

脂肪26.5g
1盤約200g

340
Kcal

第22名
涼拌鴨賞

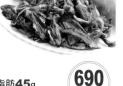

脂肪45g
1盤約200g

690
Kcal

第23名
白斬雞

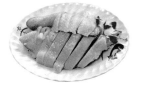

脂肪77.6g
1盤約600g

967
Kcal

第24名
醉雞

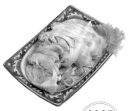

脂肪65g
1盤約600g

1005
Kcal

第25名
蒜泥白肉

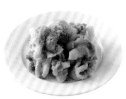

脂肪80g
1盤約300g

1035
Kcal

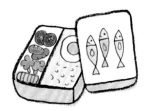

燒燴類
中式餐廳

第1名 乾燒明蝦
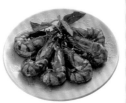
脂肪0.3g
1盤約300g
125 Kcal

第2名 油燜苦瓜
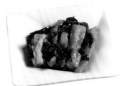
脂肪30g
1盤約350g
210 Kcal

第3名 豆豉鮮蚵
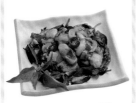
脂肪13g
1盤約200g
240 Kcal

第4名 燒酒蝦
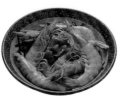
脂肪15.4g
1盤約300g
247 Kcal

第5名 家常豆腐
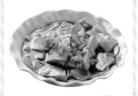
脂肪20g
1盤約350g
253 Kcal

第6名 紅燒海參
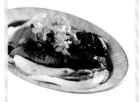
脂肪20.3g
1盤約350g
264 Kcal

第7名 蝦仁豆腐
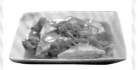
脂肪20.3g
1盤約300g
284 Kcal

第8名 開陽白菜
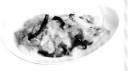
脂肪27.5g
1盤約350g
293 Kcal

第9名 乾煸四季豆

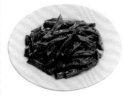

脂肪30g
1盤約350g

345 Kcal

第10名 豆豉排骨

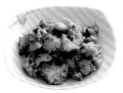

脂肪31.8g
1盤約350g

346 Kcal

第11名 鐵板豆腐

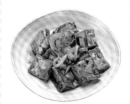

脂肪35g
1盤約350g

388 Kcal

第12名 魚香茄子

脂肪35g
1盤約300g

395 Kcal

第13名 紅燒豆瓣魚

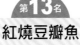

脂肪32.8g
1盤約350g

400 Kcal

第14名 蔥燒鯽魚

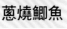
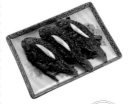

脂肪32g
1盤約300g

400 Kcal

第15名 糖醋排骨

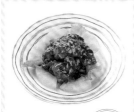

脂肪41.8g
1盤約350g

436 Kcal

第16名 三杯中卷

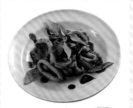

脂肪31g
1盤約350g

455 Kcal

第17名 紅燒獅子頭

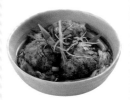

脂肪40g
1盤約200g

480 Kcal

第18名
油豆腐鑲肉

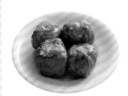

脂肪38.6g
1盤約200g

492 Kcal

第19名
粉絲蟹煲

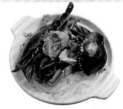

脂肪32.6g
1盤約400g

510 Kcal

第20名
油條鮮蚵

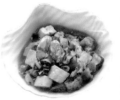

脂肪34.2g
1盤約250g

519 Kcal

第21名
蜜汁排骨

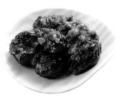

脂肪31.8g
1盤約350g

534 Kcal

第22名
三杯雞

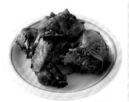

脂肪41.3g
1盤約350g

534 Kcal

第23名
油條蝦仁

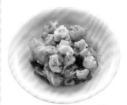

脂肪32.4g
1盤約250g

543 Kcal

第24名
糖醋魚

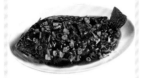

脂肪45g
1盤約350g

545 Kcal

第25名
咕咾肉

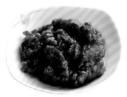

脂肪28.5g
1盤約300g

549 Kcal

第26名
醋溜魚片

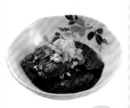

脂肪41g
1盤約350g

565 Kcal

第27名

香橙魚片

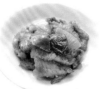

脂肪41g
1盤約300g

565
Kcal

第28名

左宗棠雞

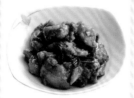

脂肪44g
1盤約300g

620
Kcal

第29名

青椒牛肉

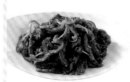

脂肪55g
1盤約300g

640
Kcal

第30名

糖醋雞丁

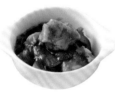

脂肪51g
1盤約350g

668
Kcal

第31名

鐵板牛肉

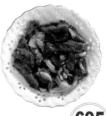

脂肪72.4g
1盤約300g

695
Kcal

第32名

醬爆肉絲

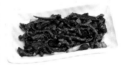

脂肪75g
1盤約300g

875
Kcal

第33名

無錫排骨

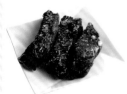

脂肪70g
1盤約300g

930
Kcal

第34名

黑胡椒牛柳

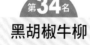
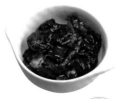

脂肪85g
1盤約300g

975
Kcal

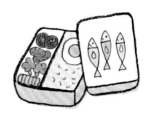

煎烤炸類

中式餐廳

第**1**名

烤香菇串

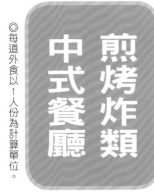

脂肪0.7g
1盤約100g

90 Kcal

第**2**名

烤香魚

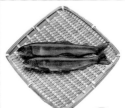

脂肪8.4g
1盤約100g

157 Kcal

第**3**名

烤肉串

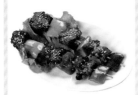

脂肪10.3g
1盤約120g

160 Kcal

第**4**名

烤羊排

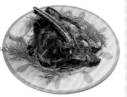

脂肪11.7g
1盤約300g

179 Kcal

第**5**名

烤蝦

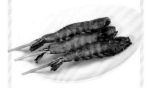

脂肪10.4g
1盤約300g

202 Kcal

第**6**名

烤烏魚子

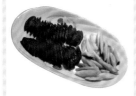

脂肪10.4g
1盤約100g

305 Kcal

第**7**名

烤鴨

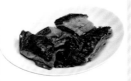

脂肪17.2g
1盤約300g

323 Kcal

第**8**名

烤秋刀魚

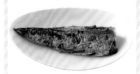

脂肪28.6g
1盤約100g

340 Kcal

第9名
魚香烘蛋
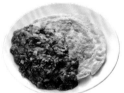
脂肪30g
1盤約250g

360
Kcal

第10名
九層塔蛋

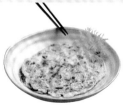
脂肪30g
1盤約350g

385
Kcal

第11名
烤鮭魚
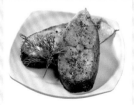
脂肪17g
1盤約150g

390
Kcal

第12名
菜脯蛋
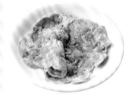
脂肪31.2g
1盤約350g

418
Kcal

第13名
烤味增魚
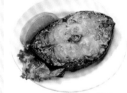

脂肪30g
1盤約150g

420
Kcal

第14名
炸蝦捲
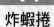
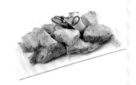
脂肪35g
1盤約200g

472
Kcal

第15名
炸牛蒡
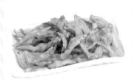
脂肪36g
1盤約200g

475
Kcal

第16名
鳳梨蝦球

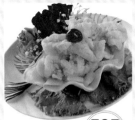
脂肪31.2g
1盤約350g

505
Kcal

第17名
炸鮮蚵
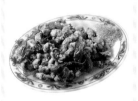
脂肪43g
1盤約200g

510
Kcal

第**18**名
香煎鯧魚

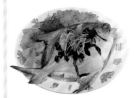

脂肪**46.2**g
1盤約**450**g

588
Kcal

第**19**名
香煎鮭魚

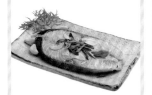

脂肪**48.6**g
1盤約**250**g

615
Kcal

第**20**名
香煎黃魚

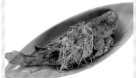

脂肪**45.7**g
1盤約**600**g

660
Kcal

第**21**名
炸柳葉魚

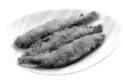

脂肪**53**g
1盤約**300**g

715
Kcal

第**22**名
炸水晶魚

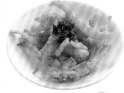

脂肪**58**g
1盤約**300**g

760
Kcal

第**23**名
烤牛小排

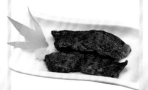

脂肪**81.4**g
1盤約**300**g

842
Kcal

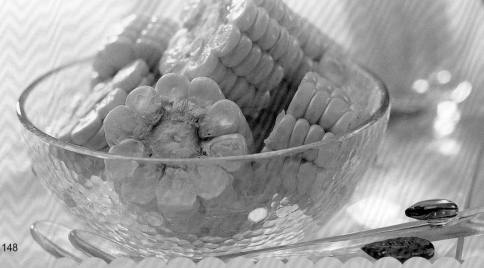

◎每道外食以1人份為計算單位。

湯品類

中式餐廳

第**1**名

薑絲牡蠣湯

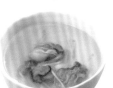

脂肪**10**g
1盅約**350**g

120 Kcal

第**2**名

蛤蜊湯

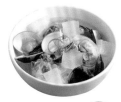

脂肪**10**g
1盅約**350**g

120 Kcal

第**3**名

酸菜肚片湯

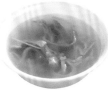

脂肪**10.5**g
1盅約**350**g

128 Kcal

第**4**名

龍蝦味增湯

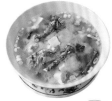
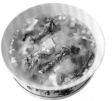

脂肪**5.1**g
1盅約**350**g

136 Kcal

第**5**名

薑絲魚片湯

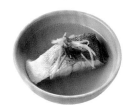

脂肪**11**g
1盅約**350**g

155 Kcal

第**6**名

吻仔魚羹

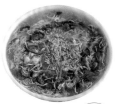

脂肪**20.5**g
1盅約**350**g

224 Kcal

第**7**名

當歸鴨

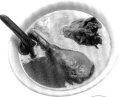

脂肪**16.9**g
1盅約**350**g

224 Kcal

第**8**名

香菇雞

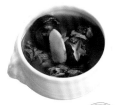

脂肪**18.4**g
1盅約**350**g

263 Kcal

第**9**名

薑母鴨

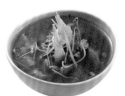

脂肪**31.9**g
1盅約**350**g

359
Kcal

第**10**名

羊肉爐

脂肪**26**g
1盅約**350**g

396
Kcal

第**11**名

燒酒雞

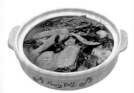

脂肪**38.4**g
1盅約**350**g

438
Kcal

第**12**名

麻油雞

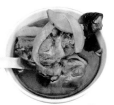

脂肪**48.4**g
1盅約**350**g

528
Kcal

第**13**名

沙鍋魚頭

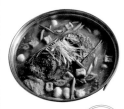

脂肪**45.8**g
1盅約**800**g

658
Kcal

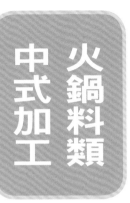

火鍋料類
中式加工

第**1**名

蒟蒻

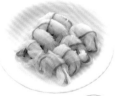

脂肪0.1g
1小碟約100g

20 Kcal

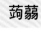
第**2**名

炸豆皮

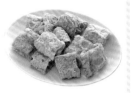

脂肪3g
1小碟約15g

55 Kcal

第**3**名

鱈魚丸

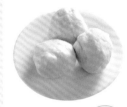

脂肪0g
1小碟約100g

88 Kcal

第**4**名

日式蝦球

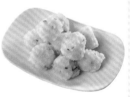

脂肪1.4g
1小碟約100g

105 Kcal

第**5**名

魚卵卷

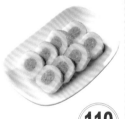

脂肪0g
1小碟約100g

110 Kcal

第**6**名

蟹肉棒

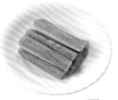

脂肪0.3g
1小碟約100g

115 Kcal

第**7**名

黃金魚蛋

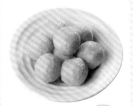

脂肪4.5g
1小碟約100g

124 Kcal

第**8**名

凍豆腐

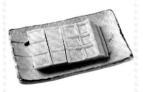

脂肪6.5g
1小碟約100g

127 Kcal

第9名 竹輪

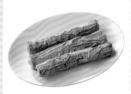

脂肪0.2g
1小碟約100g

136 Kcal

第10名 魚板

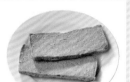

脂肪0.4g
1小碟約150g

138 Kcal

第11名 炸花枝

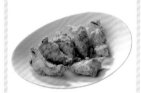

脂肪10.3g
1小碟約100g

140 Kcal

第12名 旗魚丸

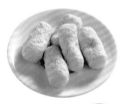

脂肪6.2g
1小碟約100g

153 Kcal

第13名 花枝餃

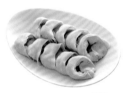

脂肪3.9g
1小碟約100g

167 Kcal

第14名 福州丸

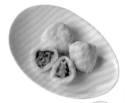

脂肪7.6g
1小碟約100g

169 Kcal

第15名 花枝丸

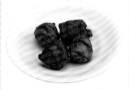

脂肪8.6g
1小碟約100g

178 Kcal

第16名 蛋餃

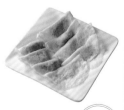

脂肪14.1g
1小碟約100g

182 Kcal

第17名 起司丸

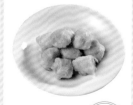

脂肪13.7g
1小碟約100g

187 Kcal

第**18**名
虱目魚丸

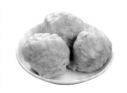

脂肪**11.2**g
1小碟約**100**g

200 Kcal

第**19**名
豬血糕

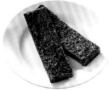

脂肪**1.1**g
1小碟約**100**g

201 Kcal

第**20**名
水晶餃

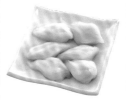

脂肪**7.8**g
1小碟約**100**g

209 Kcal

第**21**名
貢丸

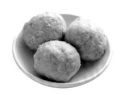

脂肪**19**g
1小碟約**100**g

238 Kcal

第**22**名
魚餃

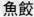
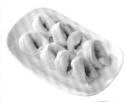

脂肪**17.7**g
1小碟約**100**g

249 Kcal

第**23**名
甜不辣

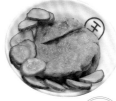

脂肪**4.3**g
1小碟約**135**g

271 Kcal

第**24**名
蝦餃

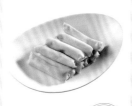

脂肪**18.6**g
1小碟約**100**g

277 Kcal

第**25**名
火鍋小香腸

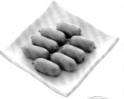

脂肪**21.5**g
1小碟約**100**g

280 Kcal

第**26**名
燕餃

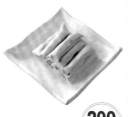

脂肪**22**g
1小碟約**100**g

299 Kcal

PART 6

中式加工火鍋料類排行

料理類
義式

第1名 洋蔥湯

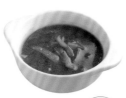

脂肪3g
1人份約200g

108 Kcal

第2名 南瓜湯

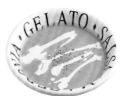

脂肪4.01g
1人份約200g

130 Kcal

第3名 香草烤雞翅

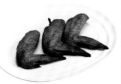

脂肪9.23g
1人份約90g

185 Kcal

第4名 奶油蛤蜊濃湯

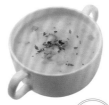

脂肪8.99g
1人份約200g

211 Kcal

第5名 茄汁雞丁義大利麵

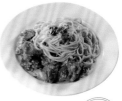

脂肪8.3g
1人份約255g

214 Kcal

第6名 茄汁墨魚義大利麵

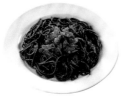

脂肪1.28g
1人份約255g

214 Kcal

第7名 茄汁海鮮義大利麵

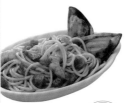

脂肪8.3g
1人份約255g

214 Kcal

第8名 白酒蛤蜊義大利麵

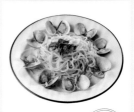

脂肪7g
1人份約255g

220 Kcal

第**9**名
青椒牛肉披薩

第**10**名
夏威夷薄皮披薩

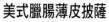
第**11**名
美式臘腸薄皮披薩

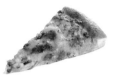

脂肪**15**g
一片約**125**g

234
Kcal

脂肪**10.6**g
一片約**100**g

241
Kcal

脂肪**13.12**g
一片約**100**g

246
Kcal

第**12**名
蔬菜披薩

第**13**名
青醬松子義大利麵

第**14**名
蒜片辣味義大利麵

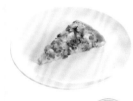

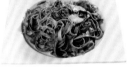
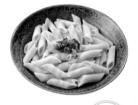

脂肪**10.3**g
一片約**110**g

264
Kcal

脂肪**15.8**g
1人份約**260**g

282
Kcal

脂肪**5.05**g
1人份約**232**g

297
Kcal

第**15**名
義式燻雞披薩

第**16**名
海陸總匯披薩

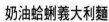
第**17**名
奶油蛤蜊義大利麵

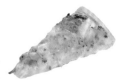

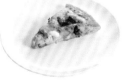

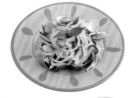

脂肪**12.13**g
一片約**103**g

298
Kcal

脂肪**17.82**g
一片約**36**g

332
Kcal

脂肪**11.5**g
1人份約**260**g

367
Kcal

第18名
奶油海鮮義大利麵

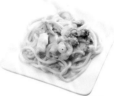

脂肪**12.7**g
1人份約**260**g

367
Kcal

第19名
義式肉醬麵

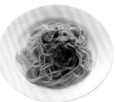

脂肪**11.2**g
1人份約**180**g

377
Kcal

第20名
香草烤雞腿

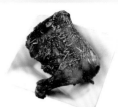

脂肪**22.56**g
1人份約**220**g

395
Kcal

第21名
奶油培根義大利麵

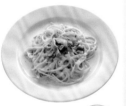

脂肪**17.4**g
1人份約**260**g

480
Kcal

第22名
奶油焗烤通心粉

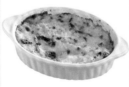

脂肪**36.4**g
1人份約**350**g

589
Kcal

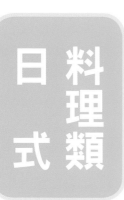

料理類 日式

鮮蝦蘆筍手卷

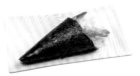

脂肪2.7g
1人份約15g

39 Kcal

鮪魚手卷

脂肪0.2g
1人份約20g

40 Kcal

第3名
鮪魚生魚片

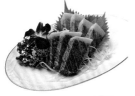

脂肪0.07g
1人份約70g

46 Kcal

第4名
鮪魚握壽司

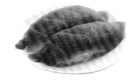

脂肪0.2g
1人份約110g

79 Kcal

第5名
鮭魚卵壽司

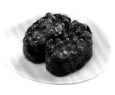

脂肪1.13g
1人份約65g

80 Kcal

第6名
旗魚握壽司

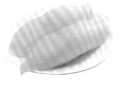

脂肪0.78g
1人份約110g

85 Kcal

第7名
鮭魚握壽司

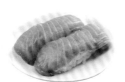

脂肪1.15g
1人份約110g

85 Kcal

第8名
鰻魚手卷

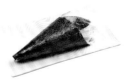

脂肪1.51g
1人份約25g

87 Kcal

第9名
紅魽生魚片

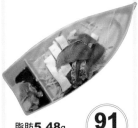

脂肪**5.48**g
1人份約**70**g

91 Kcal

第10名
鮭魚生魚片

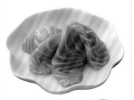

脂肪**6.48**g
1人份約**70**g

100 Kcal

第11名
生魚片便當

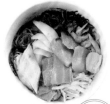

脂肪**5.2**g
1人份約**420**g

166 Kcal

第12名
咖哩飯

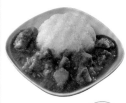

脂肪**8**g
1人份約**450**g

443 Kcal

第13名
味增拉麵

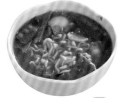

脂肪**13.7**g
1人份約**559**g

523 Kcal

第14名
醬油拉麵

脂肪**7**g
1人份約**650**g

530 Kcal

第15名
烏龍麵

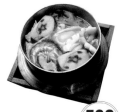

脂肪**6**g
1人份約**550**g

532 Kcal

第16名
蕎麥涼麵

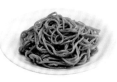

脂肪**8.5**g
1人份約**516**g

546 Kcal

第17名
日式豬排飯

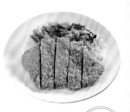

脂肪**16**g
1人份約**300**g

570 Kcal

第18名	第19名	第20名
親子丼飯	豚骨拉麵	牛丼飯

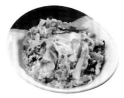 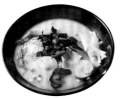 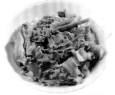

脂肪**14.4**g
1人份約**550**g
612 Kcal

脂肪**22.8**g
1人份約**601**g
674 Kcal

脂肪**25.5**g
1人份約**487**g
820 Kcal

包裝食品標示

若是買包裝食品，也要會看懂包裝食品標示，必要有以下項目：

1. **標題**：營養標示。
2. **營養項目**：熱量、蛋白質、脂肪、碳水化合物、鈉。
3. **營養宣稱訴求之營養素**：視宣稱內容而定，例如高鈣、無膽固醇、低鈉、低糖等。

營養標示		
每一份量30公克		
本包裝含5份		
	每份	每份提供每日營養素攝取量基準值*之百分比
熱量	93大卡	4.7%
蛋白質	3公克	5%
脂肪	4.2公克	7.6%
碳水化合物	10.8公克	3.4%
鈉	30毫克	1.3%

每日營養素攝取量之基準值：熱量2000大卡、蛋白質60公克、脂肪55公克、碳水化合物320公克、鈉2400毫克。

PART 6

日式料理類排行

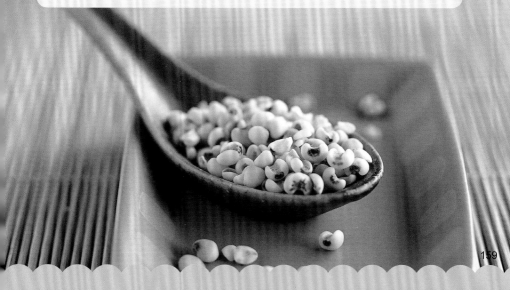

159

速食類 美式

第1名 起司條

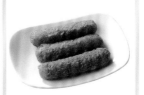

脂肪3g
1人份約42g

99 Kcal

第2名 奶油玉米

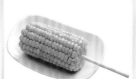

脂肪3.43g
1人份約146g

155 Kcal

第3名 香蒜麵包

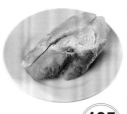

脂肪5g
1人份約54g

185 Kcal

第4名 奶油海鮮湯

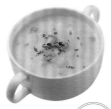

脂肪8.99g
1人份約200g

211 Kcal

第5名 蘋果派

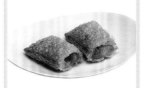

脂肪12g
1人份約77g

230 Kcal

第6名 原味貝果

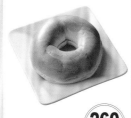

脂肪1g
1人份約120g

260 Kcal

第7名 炸洋蔥圈

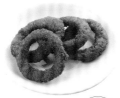

脂肪13.9g
1人份約79g

277 Kcal

第8名 炸雞翅

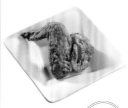

脂肪16g
1人份約110g

320 Kcal

第9名
魚排堡

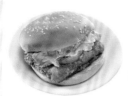

脂肪**15**g
1人份約**200**g

320
Kcal

第10名
炸薯條

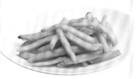

脂肪**17**g
1人份約**120**g

330
Kcal

第11名
炸雞腿

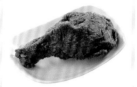

脂肪**20**g
1人份約**120**g

356
Kcal

第12名
三角薯餅

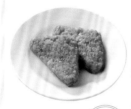

脂肪**12**g
1人份約**257**g

360
Kcal

第13名
炸雞塊

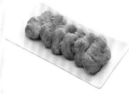

脂肪**28**g
1人份約**128**g

380
Kcal

第14名
起司夾心豬排堡

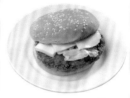

脂肪**19.7**g
1人份約**133**g

380
Kcal

第15名
薑燒豬肉米漢堡

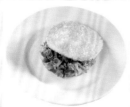

脂肪**2.3**g
1人份約**185**g

386
Kcal

第16名
炸雞漢堡

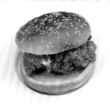

脂肪**22**g
1人份約**210**g

440
Kcal

第17名
雞肉捲

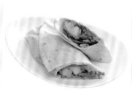

脂肪**18**g
1人份約**228**g

440
Kcal

第18名

牛肉米漢堡

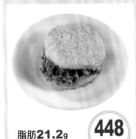

脂肪**21.2**g
1人份約**194**g

448
Kcal

第19名

蛋堡

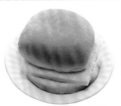

脂肪**24.5**g
1人份約**200**g

452
Kcal

第20名

炸雞生菜沙拉

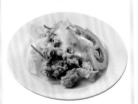

脂肪**39**g
1人份約**372**g

541
Kcal

PART 6

外食區熱量排行榜

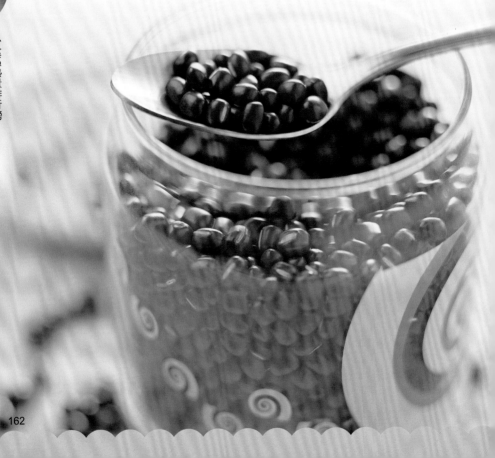

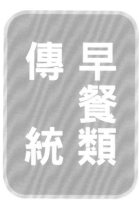

傳統早餐類

第1名 無糖豆漿

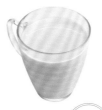

脂肪4.4g
1人份約350g

80 Kcal

第2名 地瓜粥

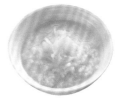

脂肪0g
1人份約250g

140 Kcal

第3名 吻仔魚粥

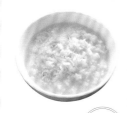

脂肪6.1g
1人份約350g

200 Kcal

第4名 高麗菜包

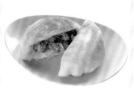

脂肪2.2g
1人份約90g

203 Kcal

第5名 米漿

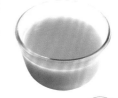

脂肪1.75g
1人份約350g

213 Kcal

第6名 全麥饅頭

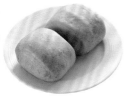

脂肪3.9g
1人份約75g

219 Kcal

第7名 豆漿

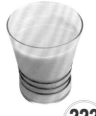

脂肪5.6g
1人份約350g

222 Kcal

第8名 肉包

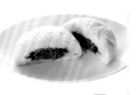

脂肪8.2g
1人份約80g

225 Kcal

第9名
堅果饅頭

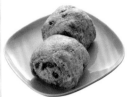

脂肪6.6g
1人份約75g

228 Kcal

第10名
蘿蔔糕

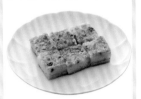

脂肪10g
1人份約140g

230 Kcal

第11名
水煎包

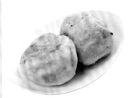

脂肪15g
1人份約100g

235 Kcal

第12名
韭菜包

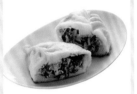

脂肪15g
1人份約100g

244 Kcal

第13名
油條

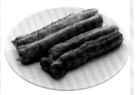

脂肪19.2g
1人份約45g

252 Kcal

第14名
燒餅

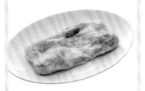

脂肪7.2g
1人份約80g

256 Kcal

第15名
廣東粥

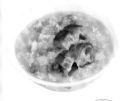

脂肪12.3g
1人份約350g

264 Kcal

第16名
銀絲捲

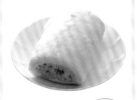

脂肪3.2g
1人份約100g

280 Kcal

第17名
清粥

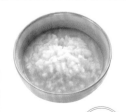

脂肪0g
1人份約500g

280 Kcal

第**18**名

饅頭

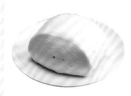

脂肪**1.44**g
1人份約**120**g

296 Kcal

第**19**名

鹹粥

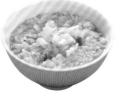

脂肪**13**g
1人份約**350**g

300 Kcal

第**20**名

海鮮粥

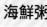
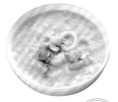

脂肪**16**g
1人份約**350**g

345 Kcal

第**21**名

香菇雞肉粥

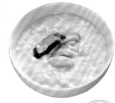

脂肪**16**g
1人份約**350**g

345 Kcal

第**22**名

皮蛋瘦肉粥

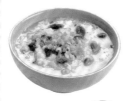

脂肪**18**g
1人份約**350**g

365 Kcal

第**23**名

油飯

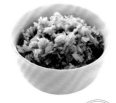

脂肪**20**g
1人份約**200**g

420 Kcal

第**24**名

饅頭夾蛋

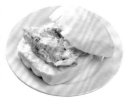

脂肪**12.5**g
1人份約**180**g

423 Kcal

第**25**名

蔥抓餅

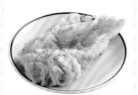

脂肪**25**g
1人份約**150**g

435 Kcal

第**26**名

肉鬆飯糰

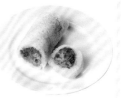

脂肪**31.5**g
1人份約**180**g

603 Kcal

◎每道外食以1人份為計算單位。

新式早餐類

第1名
蔬菜三明治

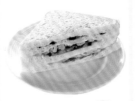

脂肪8g
1人份約108g

198 Kcal

第2名
火腿三明治

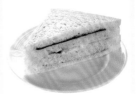

脂肪10.6g
1人份約98g

214 Kcal

第3名
玉米三明治

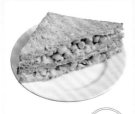

脂肪10g
1人份約105g

225 Kcal

第4名
煎蛋三明治

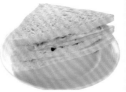

脂肪7.5g
1人份約105g

228 Kcal

第5名
燻雞三明治

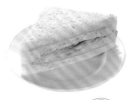

脂肪8g
1人份約105g

245 Kcal

第6名
起司三明治

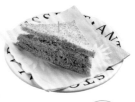

脂肪14.8g
1人份約102.5g

257 Kcal

第7名
炸薯餅

脂肪15g
1人份約100g

260 Kcal

第8名
鮪魚三明治

脂肪13g
1人份約108g

265 Kcal

第9名
蔬菜漢堡

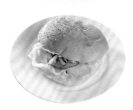

脂肪10g
1人份約135g

268 Kcal

第10名
火腿蛋三明治

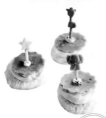

脂肪15.6g
1人份約128g

274 Kcal

第11名
炸熱狗

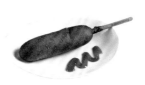

脂肪26.3g
1人份約50g

277 Kcal

第12名
蛋餅

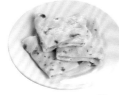

脂肪15g
1人份約120g

305 Kcal

第13名
蔬菜蛋餅

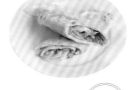

脂肪15g
1人份約145g

311 Kcal

第14名
鮪魚蛋三明治

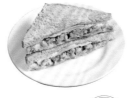

脂肪20.5g
1人份約145g

325 Kcal

第15名
起司漢堡

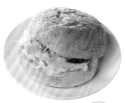

脂肪14.7g
1人份約138g

330 Kcal

第16名
培根三明治

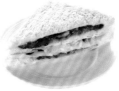

脂肪18.5g
1人份約125g

344 Kcal

第17名
鮪魚蛋餅

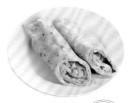

脂肪23g
1人份約150g

360 Kcal

PART 6

新式早餐類排行

第18名 燻雞蛋餅

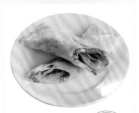

脂肪18g
1人份約150g

360 Kcal

第19名 火腿漢堡

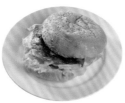

脂肪11.5g
1人份約150g

366 Kcal

第20名 起司蛋餅

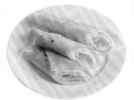

脂肪19.6g
1人份約142.5g

372 Kcal

第21名 燻雞漢堡

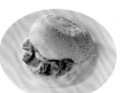

脂肪16g
1人份約175g

373 Kcal

第22名 玉米蛋餅

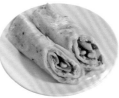

脂肪15g
1人份約170g

375 Kcal

第23名 煎蛋漢堡

脂肪13g
1人份約160g

380 Kcal

第24名 鮪魚漢堡

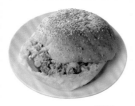

脂肪15g
1人份約135g

380 Kcal

第25名 火腿蛋餅

脂肪19g
1人份約165g

390 Kcal

第26名 火腿蛋漢堡

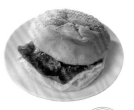

脂肪15.6g
1人份約180g

400 Kcal

第27名 總匯三明治

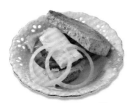

脂肪18g
1人份約165g

450 Kcal

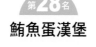

第28名 鮪魚蛋漢堡

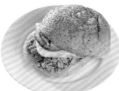
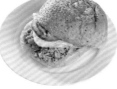

脂肪20g
1人份約190g

455 Kcal

第29名 培根蛋餅

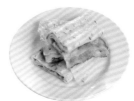

脂肪28.5g
1人份約170g

459 Kcal

第30名 培根漢堡

脂肪23.5g
1人份約155g

459 Kcal

第31名 總匯蛋餅

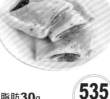

脂肪30g
1人份約250g

535 Kcal

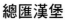

第32名 總匯漢堡

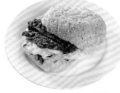

脂肪27.2g
1人份約222.5g

555 Kcal

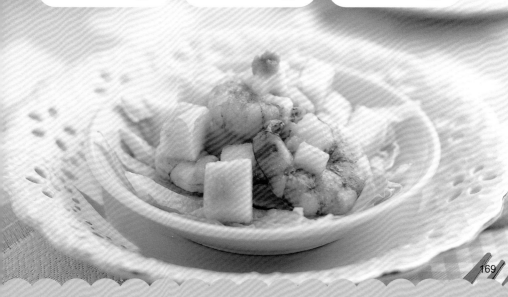

小吃類

特色

第1名
苦瓜排骨湯

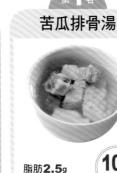

脂肪2.5g
1人份約392g

100 Kcal

第2名
潤餅捲

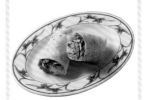

脂肪5g
1人份約168g

135 Kcal

第3名
芋粿

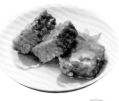

脂肪2.5g
1人份約120g

140 Kcal

第4名
豬血湯

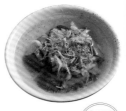

脂肪5g
1人份約200g

150 Kcal

第5名
四神湯

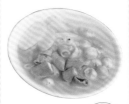

脂肪2.5g
1人份約350g

200 Kcal

第6名
排骨酥

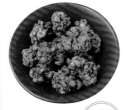

脂肪8.2g
1人份約200g

210 Kcal

第7名
碗粿

脂肪5g
1人份約220g

223 Kcal

第8名
鮮肉湯圓

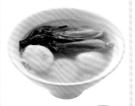

脂肪2.5g
1人份約200g

282 Kcal

第9名

筒仔米糕

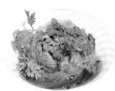

脂肪5g
1人份約208g

293 Kcal

第10名

清蒸肉圓

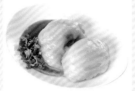

脂肪2.5g
1人份約270g

323 Kcal

第11名

蚵仔麵線

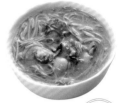

脂肪5g
1人份約260g

350 Kcal

第12名

蚵仔煎

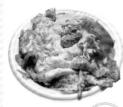

脂肪10g
1人份約450g

368 Kcal

第13名

肉粽

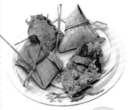

脂肪10g
1人份約220g

408 Kcal

第14名

炒米粉

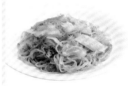

脂肪20g
1人份約220g

433 Kcal

第15名

大腸麵線

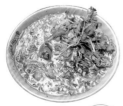

脂肪10g
1人份約260g

460 Kcal

第16名

油炸肉圓

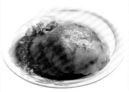

脂肪15g
1人份約220g

490 Kcal

第17名

臭豆腐

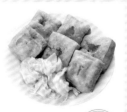

脂肪25g
1人份約380g

781 Kcal

PART 6

特色小吃類排行

◎每道外食以1人份為計算單位。

小吃類　麵攤

第1名　滷海帶

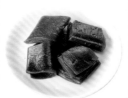

脂肪2.5g
1人份約100g

50 Kcal

第2名　虱目魚丸湯

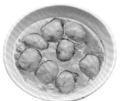

脂肪8g
1人份約487g

71 Kcal

第3名　滷蛋

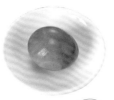

脂肪5.7g
一顆約58g

75 Kcal

第4名　油豆腐

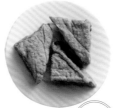

脂肪5g
1人份約55g

76 Kcal

第5名　燙青菜

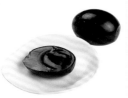

脂肪6.5g
1人份約130g

77 Kcal

第6名　皮蛋

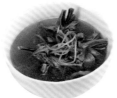

脂肪5.8g
一顆約58g

86 Kcal

第7名　下水湯

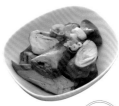

脂肪2.5g
1人份約300g

100 Kcal

第8名　滷素雞

脂肪0g
1人份約113g

105 Kcal

第9名
切小腸

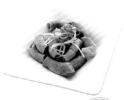

脂肪8.7g
1人份約100g

132 Kcal

第10名
滷豆乾

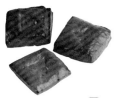

脂肪8g
1人份約100g

153 Kcal

第11名
貢丸湯

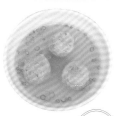

脂肪12g
1人份約580g

155 Kcal

第12名
切粉腸

脂肪12g
1人份約100g

157 Kcal

第13名
米粉湯

脂肪2.5g
1人份約690g

175 Kcal

第14名
清湯米粉

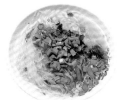

脂肪2.5g
1人份約690g

175 Kcal

第15名
白斬鵝肉

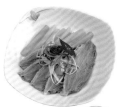

脂肪13.4g
1人份約100g

187 Kcal

第16名
切肝連肉

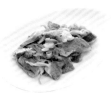

脂肪28.2g
1人份約90g

188 Kcal

第17名
滷花干

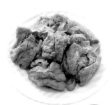

脂肪5g
1人份約100g

195 Kcal

第**18**名
滷豆皮

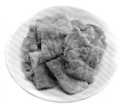

脂肪**8.8**g
1人份約**100**g

197
Kcal

第**19**名
滷大腸

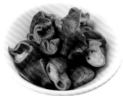

脂肪**20.4**g
1人份約**100**g

213
Kcal

第**20**名
肉羹湯

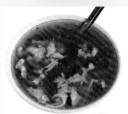

脂肪**10**g
1人份約**366**g

223
Kcal

第**21**名
滷豬耳朵

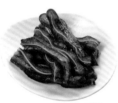

脂肪**5**g
1人份約**100**g

245
Kcal

第**22**名
清湯板條

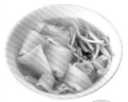

脂肪**10**g
1人份約**670**g

253
Kcal

第**23**名
魷魚羹湯

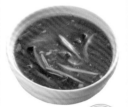

脂肪**8.6**g
1人份約**750**g

284
Kcal

第**24**名
鵝肉冬粉

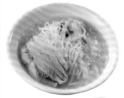

脂肪**12.5**g
1人份約**722**g

310
Kcal

第**25**名
清湯麵

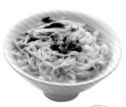

脂肪**2.5**g
1人份約**770**g

333
Kcal

第**26**名
滷肉飯

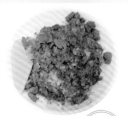

脂肪**15**g
1人份約**200**g

360
Kcal

肉羹米粉

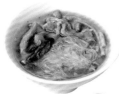

脂肪**7.5**g
1人份約**724**g

361
Kcal

魷魚羹米粉

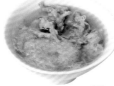
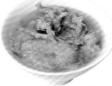

脂肪**7.5**g
1人份約**724**g

361
Kcal

切仔麵

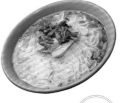

脂肪**10**g
1人份約**300**g

375
Kcal

乾拌麵

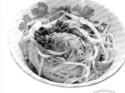

脂肪**15**g
1人份約**300**g

425
Kcal

肉羹麵

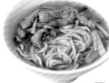

脂肪**7.5**g
1人份約**834**g

428
Kcal

魷魚羹麵

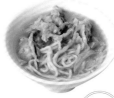

脂肪**7.5**g
1人份約**840**g

428
Kcal

PART 6

麵攤小吃類排行

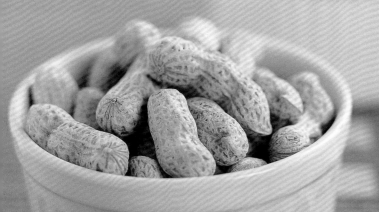

◎每道外食以1人份為計算單位。

小吃類零嘴

第1名 滷鴨舌

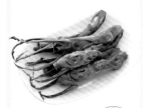

脂肪2.5g
1盤約40g

45 Kcal

第2名 炸豬血糕

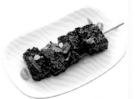

脂肪2.5g
1支約35g

82 Kcal

第3名 滷雞胗

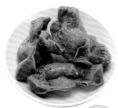

脂肪1.3g
2個約40g

86 Kcal

第4名 滷雞翅

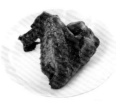

脂肪6.4g
1隻約40g

90 Kcal

第5名 滷雞心

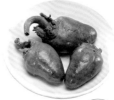

脂肪7.5g
4個約45g

100 Kcal

第6名 炸四季豆

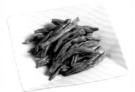

脂肪5g
1份約100g

102 Kcal

第7名 滷鴨翅

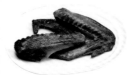

脂肪12g
1隻約60g

115 Kcal

第8名 滷雞肝

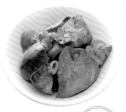

脂肪4.6g
1份約100g

120 Kcal

第9名
烤香腸
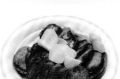
脂肪9.8g
1條約40g
138 Kcal

第10名
炸花枝
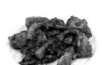
脂肪7.5g
7/10碗約100g
140 Kcal

第11名
滷雞腿
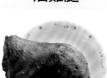
脂肪7.1g
1份約100g
163 Kcal

第12名
滷甜不辣
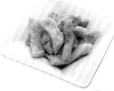
脂肪4.6g
1份約100g
174 Kcal

第13名
炸甜不辣
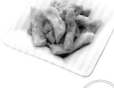
脂肪7.5g
1份約100g
188 Kcal

第14名
水煮玉米

脂肪3.2g
1根約300g
195 Kcal

第15名
炸地瓜條
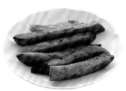
脂肪10g
10條約100g
215 Kcal

第16名
一串心
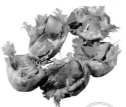
脂肪5g
3個約45g
240 Kcal

第17名
鐵蛋（鵪鶉蛋）
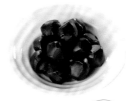
脂肪17.5g
1份約45顆
286 Kcal

第**18**名
鹹酥雞塊

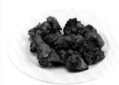

脂肪**12.5**g
1份約**100**g

298
Kcal

第**19**名
棺材板

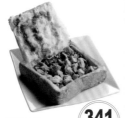

脂肪**10**g
1份約**260**g

341
Kcal

第**20**名
炸銀絲捲

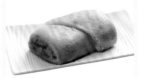

脂肪**10**g
1/2個約**100**g

370
Kcal

第**21**名
東山鴨頭

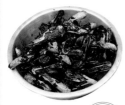

脂肪**12.5**g
1隻約**150**g

390
Kcal

第**22**名
蔥油餅

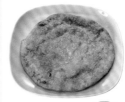

脂肪**25**g
1份約**1**張

404
Kcal

第**23**名
炸雞排

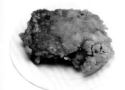

脂肪**25**g
1份約**160**g

440
Kcal

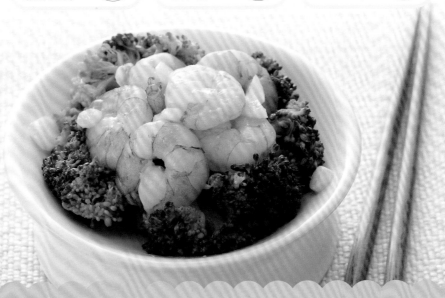

◎每道外食以1人份為計算單位。

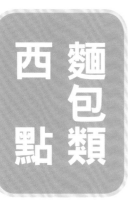

西點麵包類

第1名
雜糧吐司

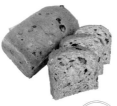

脂肪**1.6**g
1人份約**25**g

72 Kcal

第2名
小餐包蠔菇

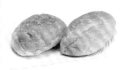

脂肪**2**g
1人份約**25**g

75 Kcal

第3名
白吐司

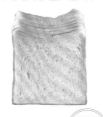

脂肪**1.9**g
1人份約**25**g

75 Kcal

第4名
全麥雜糧麵包蠔菇

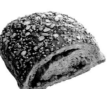

脂肪**1**g
1人份約**36**g

93 Kcal

第5名
牛角麵包

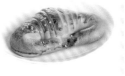

脂肪**5**g
1人份約**28**g

113 Kcal

第6名
奶油餐包

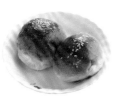

脂肪**6.72**g
1人份約**56**g

152 Kcal

第7名
甜甜圈

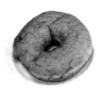

脂肪**10**g
1人份約**46**g

185 Kcal

第8名
蔥花麵包

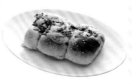

脂肪**5**g
1人份約**50**g

195 Kcal

第9名 奶酥麵包

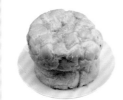

脂肪9g
1人份約60g

222 Kcal

第10名 法國麵包

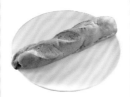

脂肪1.4g
1人份1/3個

225 Kcal

第11名 菠蘿麵包

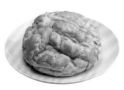

脂肪10.2g
1人份約60g

231 Kcal

第12名 肉鬆麵包

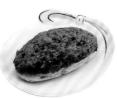

脂肪17.7g
1人份約50g

301 Kcal

第13名 椰子塔

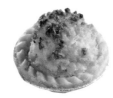

脂肪21g
1人份約125g

372 Kcal

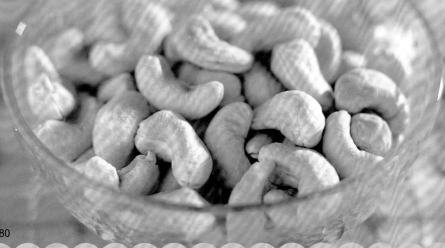

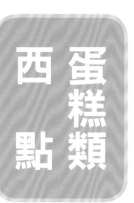

蛋糕類
西點

第1名

檸檬海綿蛋糕

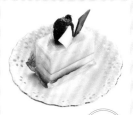

脂肪**7.2**g
1人份約**138**g

139
Kcal

第2名

千層派

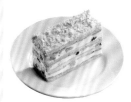

脂肪**10**g
1人份約**35**g

153
Kcal

第3名

黑森林蛋糕

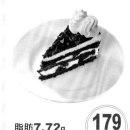

脂肪**7.72**g
1人份約**57**g

179
Kcal

第4名

咖啡蛋糕

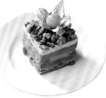

脂肪**6.85**g
1人份約**57**g

198
Kcal

第5名

水果慕斯杯

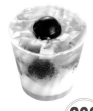

脂肪**14.63**g
1人份約**80**g

200
Kcal

第6名

卡士達泡芙

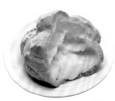

脂肪**11**g
1人份約**102**g

218
Kcal

第7名

輕乳酪蛋糕

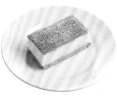

脂肪**9**g
1人份約**65**g

231
Kcal

第8名

草莓慕斯

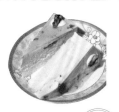

脂肪**14.63**g
1人份約**95**g

247
Kcal

第**9**名
柳橙慕斯
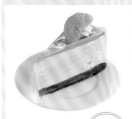

脂肪**14.63**g
1人份約**95**g

247 Kcal

第**10**名
草莓大福
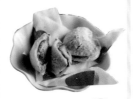

脂肪**7.6**g
1人份約**95**g

259 Kcal

第**11**名
重乳酪蛋糕
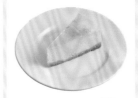

脂肪**20.4**g
1人份約**76**g

273 Kcal

第**12**名
洋梨慕斯蛋糕
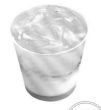

脂肪**11.5**g
1人份約**104**g

277 Kcal

第**13**名
提拉米蘇
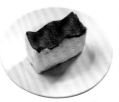

脂肪**15.6**g
1人份約**100**g

312 Kcal

第**14**名
草莓蒙布朗
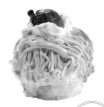

脂肪**19**g
1人份約**140**g

371 Kcal

第**15**名
草莓奶油蛋糕
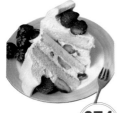

脂肪**25.8**g
1人份約**110**g

374 Kcal

第**16**名
檸檬派
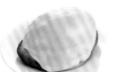

脂肪**15**g
1人份約**99**g

384 Kcal

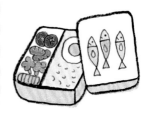

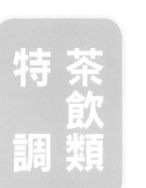

特調茶飲類

第1名

無糖紅茶

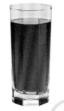

脂肪0g
1杯約500cc

0 Kcal

第2名

無糖綠茶

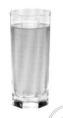

脂肪0g
1杯約500cc

0 Kcal

第3名

烏龍茶

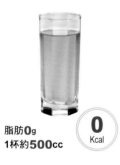

脂肪0g
1杯約500cc

0 Kcal

第4名

文山包種茶

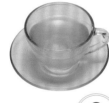

脂肪0g
1杯約500cc

0 Kcal

第5名

東方美人茶

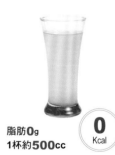

脂肪0g
1杯約500cc

0 Kcal

第6名

普洱茶

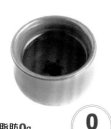

脂肪0g
1杯約500cc

0 Kcal

第7名

花草茶

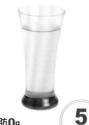

脂肪0g
1杯約500cc

5 Kcal

第8名

泡沫綠茶

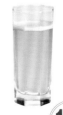

脂肪0g
1杯約500cc

105 Kcal

第**9**名
金桔茶

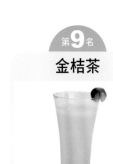

脂肪**0**g
1杯約**500**cc

105
Kcal

第**10**名
青草茶

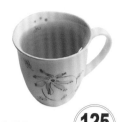

脂肪**0**g
1杯約**500**cc

125
Kcal

第**11**名
薑母茶

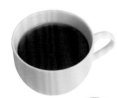

脂肪**0**g
1杯約**500**cc

140
Kcal

第**12**名
玫瑰紅茶

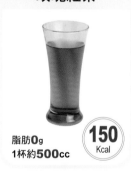

脂肪**0**g
1杯約**500**cc

150
Kcal

第**13**名
桂圓茶

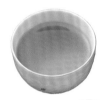

脂肪**0**g
1杯約**500**cc

160
Kcal

第**14**名
冬瓜茶

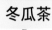
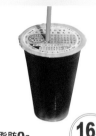

脂肪**0**g
1杯約**500**cc

165
Kcal

第**15**名
泡沫紅茶

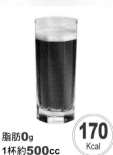

脂肪**0**g
1杯約**500**cc

170
Kcal

第**16**名
水果茶

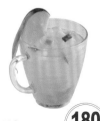
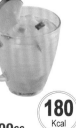

脂肪**0**g
1杯約**500**cc

180
Kcal

第**17**名
菊花茶

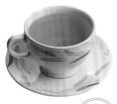

脂肪**0**g
1杯約**500**cc

180
Kcal

第**18**名
柚子茶

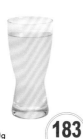

脂肪**0**g
1杯約**500**cc

183 Kcal

第**19**名
茉香奶茶

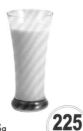

脂肪**5**g
1杯約**500**cc

225 Kcal

第**20**名
抹茶奶綠

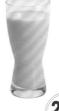

脂肪**5**g
1杯約**500**cc

225 Kcal

第**21**名
珍珠奶茶

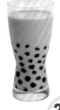

脂肪**5**g
1杯約**500**cc

325 Kcal

第**22**名
珍珠奶綠

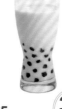

脂肪**5**g
1杯約**500**cc

325 Kcal

第**23**名
熱可可

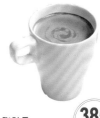

脂肪**5**g
1杯約**500**cc

385 Kcal

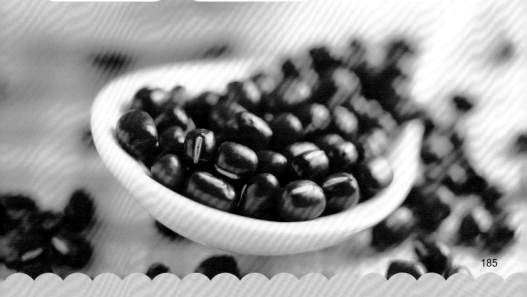

蔬菜 果汁類

第1名 葡萄柚汁

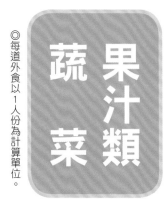

脂肪0g
1杯約500cc

125 Kcal

第2名 甘蔗汁

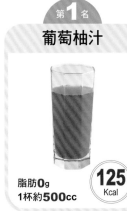

脂肪0g
1杯約500cc

141 Kcal

第3名 蘋果汁

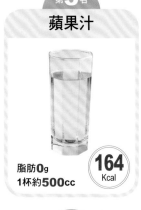

脂肪0g
1杯約500cc

164 Kcal

第4名 芒果汁

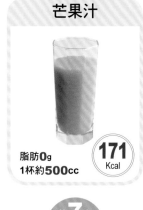

脂肪0g
1杯約500cc

171 Kcal

第5名 葡萄汁

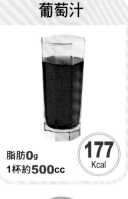

脂肪0g
1杯約500cc

177 Kcal

第6名 番茄汁

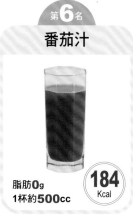

脂肪0g
1杯約500cc

184 Kcal

第7名 檸檬汁

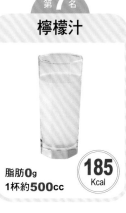

脂肪0g
1杯約500cc

185 Kcal

第8名 奇異果汁

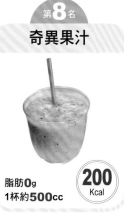

脂肪0g
1杯約500cc

200 Kcal

第**9**名
柳橙汁

脂肪0g
1杯約**500cc**

208 Kcal

第**10**名
百香果汁

脂肪0g
1杯約**500cc**

210 Kcal

第**11**名
鳳梨汁

脂肪0g
1杯約**500cc**

214 Kcal

第**12**名
蜂蜜苦瓜汁

脂肪0g
1杯約**500cc**

215 Kcal

第**13**名
楊桃汁

脂肪0g
1杯約**500cc**

218 Kcal

第**14**名
金桔檸檬汁

脂肪0g
1杯約**500cc**

220 Kcal

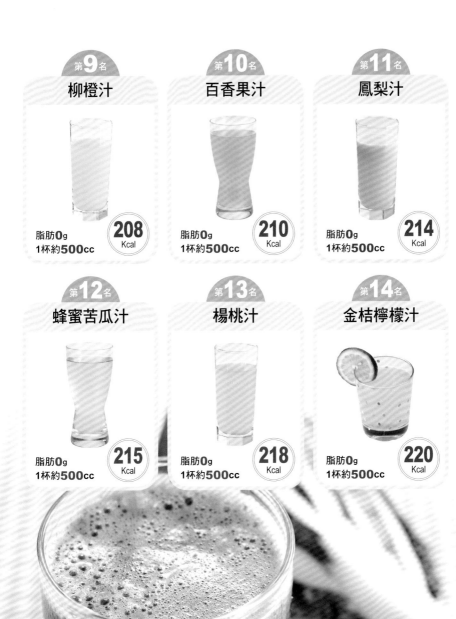

◎每道外食以1人份為計算單位。

調飲類・甜品

第1名 仙草冰

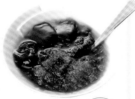

脂肪0g
1碗約200cc

100 Kcal

第2名 愛玉

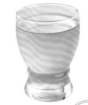

脂肪0g
1杯約200cc

100 Kcal

第3名 花生豆花

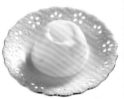

脂肪3g
1碗約200cc

120 Kcal

第4名 水蜜桃奶酪

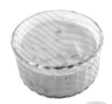

脂肪4.8g
1個約120cc

150 Kcal

第5名 水果優格

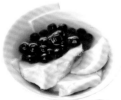

脂肪4.9g
1碗約175cc

176 Kcal

第6名 粉圓豆花

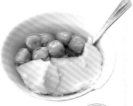

脂肪3g
1碗約250cc

180 Kcal

第7名 芋圓豆花

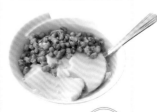

脂肪3g
1碗約250cc

185 Kcal

第8名 綠豆豆花

脂肪3g
1碗約250cc

185 Kcal

第9名
椰果奶茶

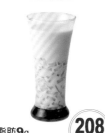

脂肪9g
1杯約500cc

208
Kcal

第10名
葡萄冰沙

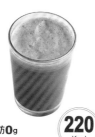

脂肪0g
1杯約500cc

220
Kcal

第11名
香蕉牛奶

脂肪8g
1杯約500cc

230
Kcal

第12名
西瓜牛奶

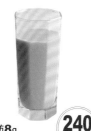

脂肪8g
1杯約500cc

240
Kcal

第13名
草莓牛奶

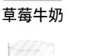
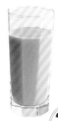

脂肪8g
1杯約500cc

250
Kcal

第14名
奇異果冰沙

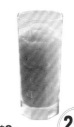

脂肪0g
1杯約500cc

250
Kcal

第15名
芒果冰沙

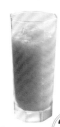

脂肪0g
1杯約500cc

250
Kcal

第16名
粉圓冰

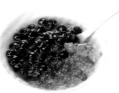

脂肪0g
1碗約200cc

250
Kcal

第17名
蜂蜜蘆薈

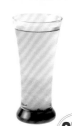

脂肪0g
1杯約500cc

270
Kcal

PART 6

甜品・調飲類排行

第18名

奶昔

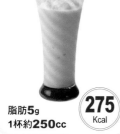

脂肪5g
1杯約250cc

275 Kcal

第19名

酪梨牛奶

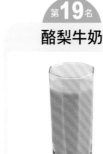

脂肪9g
1杯約500cc

280 Kcal

第20名

木瓜牛奶

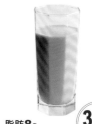

脂肪8g
1杯約500cc

315 Kcal

第21名

鳳梨醋

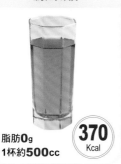

脂肪0g
1杯約500cc

370 Kcal

第22名

綠豆冰沙

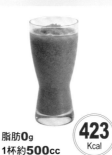

脂肪0g
1杯約500cc

423 Kcal

第23名

綠豆牛奶

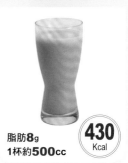

脂肪8g
1杯約500cc

430 Kcal

第24名

梅子醋

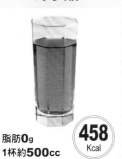

脂肪0g
1杯約500cc

458 Kcal

第25名

杏仁奶茶

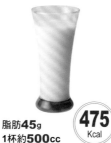

脂肪45g
1杯約500cc

475 Kcal

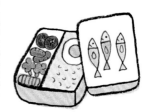

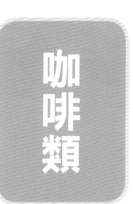

咖啡類

第1名
黑咖啡

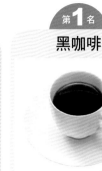

脂肪0g
1杯約240cc

0 Kcal

第2名
美式咖啡

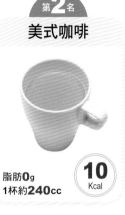

脂肪0g
1杯約240cc

10 Kcal

第3名
卡布奇諾咖啡

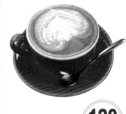

脂肪6g
1杯約240cc

120 Kcal

第4名
冰淇淋咖啡

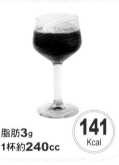

脂肪3g
1杯約240cc

141 Kcal

第5名
愛爾蘭咖啡

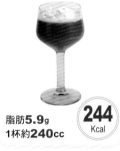

脂肪5.9g
1杯約240cc

244 Kcal

第6名
拿鐵咖啡

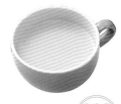

脂肪4g
1杯約240cc

260 Kcal

第7名
摩卡咖啡

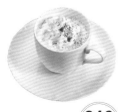

脂肪17g
1杯約240cc

310 Kcal

第8名
白蘭地咖啡

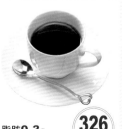

脂肪0.3g
1杯約240cc

326 Kcal

PART 6

咖啡類排行

●國家圖書館出版品預行編目資料

快瘦食物排行速查輕圖典／三采文化編著 --初版
--臺北市：三采文化，2009.08 冊；公分 .
--（健康輕事典：10）
　ISBN 978-986-229-129-0（平裝）
1.食物　2.減重　3.健康飲食

411.3　　　　　　　　　　　　　　　98010793

■有鑑於個人健康情形因年齡、性別、病史和特殊情況而異，建議您，若有任何不適，仍應諮詢專業醫師之診斷與治療建議為宜。

suncolor
三采出版集團

健康輕事典 10

快瘦食物排行速查輕圖典

編著者	三采文化
審訂、熱量計算	許美雅、林鈺珊、曹雅姿、章曉翠、謝宜珊
主編	石玉鳳
責任編輯	郭純靜
文字編輯	邱明珠　曾政賢
美術編輯	陳育彤
封面設計	張淑玲
攝影	林子茗　李成章
發行人	張輝明
總編輯	曾雅青
發行所	三采文化出版事業有限公司
地址	台北市內湖區瑞光路513巷33號8樓
傳訊	TEL:8797-1234　FAX:8797-1688
網址	www.suncolor.com.tw
郵政劃撥	帳號：14319060
	戶名：三采文化出版事業有限公司
本版發行	2010年11月10日
定價	NT$260